焦明耀 赵春杰 ◎ 编著

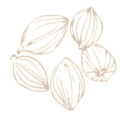
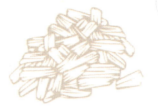

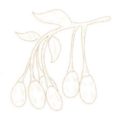

简单消百病

简单**药膳**消百病

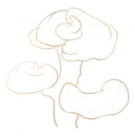

金盾出版社

JINDUN PUBLISHING HOUSE

图书在版编目（CIP）数据

简单药膳消百病 / 焦明耀，赵春杰编著．-- 北京：
金盾出版社，2025.2
（简单消百病）
ISBN 978-7-5186-1466-0

Ⅰ．①简… Ⅱ．①焦… ②赵… Ⅲ．①食物养生 - 食
谱 Ⅳ．① R247.1 ② TS972.161

中国国家版本馆 CIP 数据核字（2024）第 030412 号

简单药膳消百病
JIANDAN YAOSHAN XIAOBAIBING

焦明耀 赵春杰 编著

出版发行：金盾出版社		开　本：710mm×1000mm　1/16	
地　　址：北京市丰台区晓月中路 29 号		印　张：13	
邮政编码：100165		字　数：150 千字	
电　　话：（010）68276683		版　次：2025 年 2 月第 1 版	
（010）68214039		印　次：2025 年 2 月第 1 次印刷	
印刷装订：河北文盛印刷有限公司		印　数：1 ~ 5 000 册	
经　　销：新华书店		定　价：66.00 元	

前言

　　近年来，随着人们对健康关注度的提高，越来越多的人偏爱自然疗法。药膳作为一种传统的养生方法，以其鲜明的特色与明显的疗效备受人们青睐。药膳发源于我国传统的饮食和中医食疗文化。它是在中医理论指导下，将不同食物与药物进行配伍，采用传统和现代方法加工制作的，具有独特的色、香、味、形、效的特殊膳食。它是中医学、烹饪学与营养学相结合的产物。

　　药膳中加入了中药成分，有一定的药用价值。中老年人随着年龄的增长，身体机能慢慢减退，不可避免地会出现各种各样的健康问题，如高血压、高脂血症、糖尿病、中风、癌症等。他们在接受药物治疗的同时，选择药膳辅助治疗常常会取得意想不到的效果。对于日常的感冒、咳嗽、腹泻、呕吐等，也可通过不同药膳饮食来使病情好转。例如，风寒感冒者可食用紫苏大米粥，风热感冒者可食用菊花银耳粥，暑湿感冒者可食用香薷茯苓粥。在应用药膳时要遵循辨证用膳和因时、因地、因人制宜的三因原则。药膳在烹调方法上应以煮、蒸、炖、焖等为主，在制作形式上应以汤、粥、羹等流体或半流体为主。这样不仅制作简单，而且可以最大限度地保持食物及药材原本的功效，并有助于人体消化和吸收。

　　药膳源远流长，历来有"药补不如食补"之说。"药膳"这一名称最早见于《后汉书·列女传》。《黄帝内经》确立了药膳理论的基本轮廓。到了唐代，出现了我国第一部药膳专著《食疗本草》。现代营养学、药膳制作工艺及生命科学的发展赋予了药膳新的生命，有关食疗药膳的书籍层出不穷，应用空前广泛。

为了让读者能够直观、全面地了解、选择和制作药膳，我们编著了《简单药膳消百病》一书。本书以中医的整体观念和辨证论治为依据，结合现代中医营养及饮食养生的研究，在浩瀚如海的药膳食谱中收集了 200 多道必备药膳，可谓集药膳之大成。书中对药膳的概念、历史、特点、分类、服用原则，以及注意事项等进行了简单介绍，并按照药膳的功效分章节分别论述了各个类别的药膳，便于读者按照辨证用膳的原则去选择合适的药膳。每道药膳按功效、材料、做法、禁忌等项编写，使读者一目了然，易于取材、制作。本书在每章中均选出 6~8 种常见食材，以传统医学和现代医学相结合的方式进行了系统的归纳和总结，增强了本书的科学性和实用性。

本书是营养师、健康管理师和广大药膳爱好者的实用参考书，所选的药膳配方贴近生活，制作简便灵活，调理疾病和养生保健效果显著。由于编者的水平有限，书中可能有不尽或不当之处，希望广大读者不吝赐教，批评指正。

编　者

目录

第七章　解热除烦　宁心安神

第八章　补气养血　活血化瘀

第九章　清除热邪　滋阴润燥

第十章　补肾壮阳　益精填髓

第十一章　健脾益胃　补益诸虚

第十二章　平肝潜阳　息风止痉

第十三章　润肤养颜　滋补美容

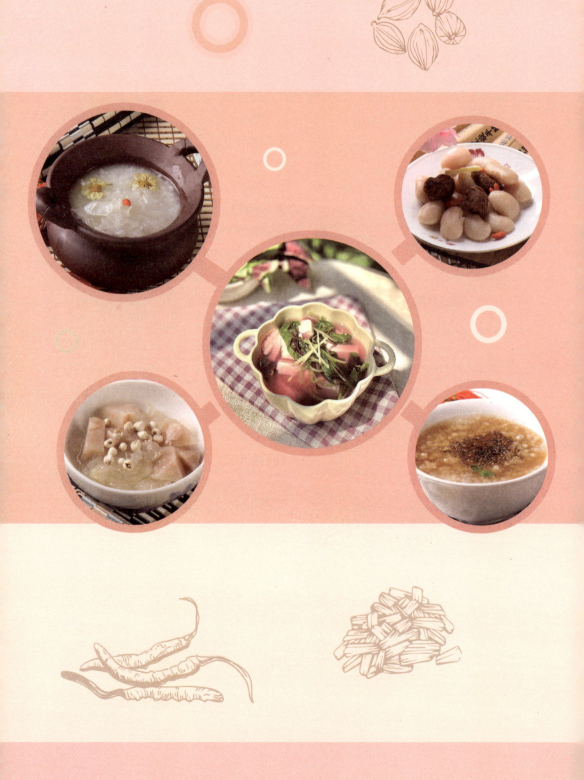

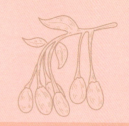
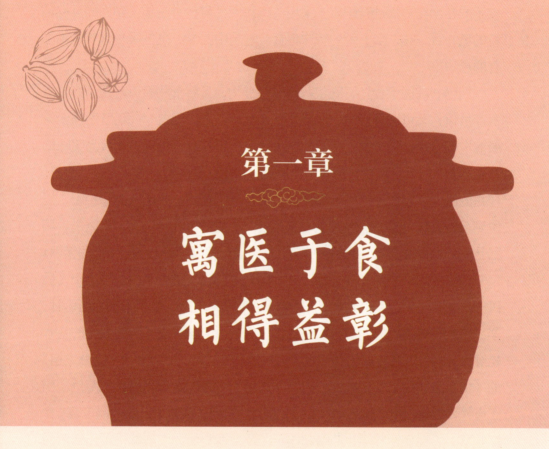

第一章

寓医于食
相得益彰

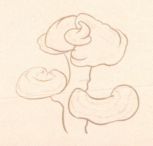

药补不如食补

中医文化背景下的药膳食疗在我国有着悠久的历史。自神农尝百草起，中医文化就已经将药食密切连接在一起。药膳是在中医理论指导下，将不同食物与药物进行配伍，采用传统和现代科技方法加工制作的具有独特的色、香、味、形、效的特殊膳食。它是中医学、烹饪学与营养学相结合的产物。

药膳"寓医于食"，既将药物作为食物，又将食物赋以药用，既具有营养价值，又可调理疾病、保健强身、延年益寿。因此，药膳既不同于一般的中药方剂，又有别于普通的饮食，是一种兼有药物功效和食品美味的特殊膳食。它既可以使食用者享受美食，又在享受中使身体状况得到改善。药膳的制作和应用不仅是一门科学，更是一门艺术。中药与食物相配，能做到药借食味、食助药性，变"良药苦口"为"良药可口"。所以说，药膳是充分发挥中药效能的美味佳肴，能满足人们"厌于药，喜于食"的天性。

药膳的发展经历了漫长的历史阶段。"药膳"这一名称最早见于《后汉书·列女传》。《黄帝内经》论述了食物也和药物一样具有酸、苦、甘、辛、咸五种味道，它们与五脏有着相应的关系，这确立了药膳理论的基本轮廓。历代中医药专著也都记载了大量的药膳内容，如被誉为"方书之祖"的《伤寒杂病论》中记载的"当归羊肉汤"就是药膳应用的典型范例。到了唐代，药膳已经达到一定的专科化程度，出现了我国第一部药膳专著《食疗本草》。现代营养学、药膳制作工艺及生命科学的发展赋予了药膳新的生命，使药膳受到国内外大众的关注与喜爱。

爱上药膳的理由

药膳从营养学角度来讲比普通食品更优越，并具有鲜明的特点。

1. 药膳以中医学理论为基础，注重辨证用料。如气虚的，当用补气药膳；血虚的，当使用补血的药膳。药膳作为辅助治疗，使药物与食物相互补充，相互辅佐。

2. 食物的选择突出本草学理论的特点。食物和药物一样，也具有"四气""五味""升降浮沉""归经"。根据疾病的特点选择食材，热性病选择寒凉性质的食品，如预防中暑用冬瓜、苦瓜、绿豆等。而寒性疾病则选择具有温热性质的食品，如腹中冷痛使用肉桂、茴香等。

3. 药膳以传统的烹调技术为手段，通过蒸、煮、炖等方法，尽可能地保证食物成分不被破坏，充分发挥食物、药物的功效。

4. 药膳以调理疾病、保健和强身为目的。与治病服药不同，它是在治疗疾病期间通过适当的饮食，对患者的身体加以调养，增强体质，辅助药物发挥疗效。对于无病之人，药膳还可以起到防病强身的作用。

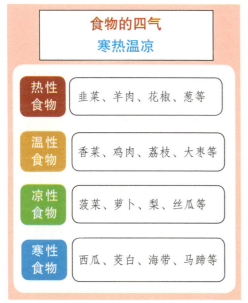

食物的四气
寒热温凉

热性食物：韭菜、羊肉、花椒、葱等

温性食物：香菜、鸡肉、荔枝、大枣等

凉性食物：菠菜、萝卜、梨、丝瓜等

寒性食物：西瓜、茭白、海带、马蹄等

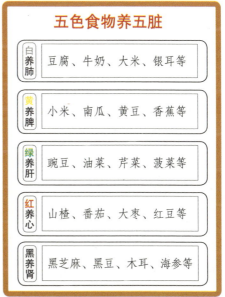

五色食物养五脏

白 养肺：豆腐、牛奶、大米、银耳等

黄 养脾：小米、南瓜、黄豆、香蕉等

绿 养肝：豌豆、油菜、芹菜、菠菜等

红 养心：山楂、番茄、大枣、红豆等

黑 养肾：黑芝麻、黑豆、木耳、海参等

常见的药膳形式

药膳种类繁多，不同的药膳有不同的作用，分类方式也多种多样，一般按照以下两个方面进行分类。

一、根据功效进行分类

解表类：主要用于外感六淫邪气侵犯肌表，或者麻疹、水肿等病症兼见表证。调理上以辛温解表和辛凉解表为主。常见食材有生姜、金银花等。

清热类：主要用于邪热内盛，阴虚内热和暑热。调理上以清热泻火，清热燥湿，清热凉血和清虚热为主。常见食材有绿豆、鱼腥草等。

泻下类：主要用于热结或肠燥便结。调理上有峻下、攻下和润下三种泻下方法。常见食材有决明子、麻子仁等。

温里类：主要用于里寒证。调理上以温中散寒，回阳救逆，温经散寒为主。常见食材有艾叶、干姜等。

理血类：主要用于各种出血、瘀血、血热、血虚。调理上以补血，凉血，活血，止血为主。常见食材有三七、大枣等。

理气类：主要用于各种气逆和气滞证。调理上主要以行气，降气，破气为主。常见食材有陈皮、萝卜等。

消食类：主要用于各种食积证。调理上主要以消积导滞，增进食欲为主。常见食材有山楂、鸡内金等。

化痰止咳平喘类：主要用于各种咳喘证。调理上主要以温化寒痰，清化热痰和止咳平喘为主。常见食材有杏仁、桔梗等。

利水渗湿类：主要用于各种水湿和湿热证。调理上主要以利水渗湿，利水通淋，清利湿热为主。常见食材有白扁豆、薏苡仁等。

祛风散邪类：主要用于风、寒、湿邪留滞经络、肌肉、关节等部位。调理上主要以祛风寒湿，祛风湿热及祛风湿强筋骨为主。常见食材有黄鳝、木瓜等。

安神类：主要用于心神不安的病症。调理上主要以镇静安神，养血安神，补心安神及解郁安神为主。常见食材有酸枣仁、莲子等。

平肝潜阳类：主要用于肝阳上亢和肝风内动的各种病症。调理上以平肝潜阳，息风止痉为主。常见食材有牡蛎、青皮等。

固摄类：主要用于气血津液消散或滑脱的病症。调理上以止汗，固肠止泻，涩精止遗，固崩止带为主。常见食材有乌梅、桑螵蛸等。

补益类：主要用于气血阴阳虚弱的病症。调理上以补气，补血，补阴，补阳为主。常见的食材有人参、牛肉等。

养生保健类：本类包含了各种保健药膳，如各种具有益智、明目、延年益寿、美容养颜、减肥等作用的药膳。常见食材有核桃、猪手等。

二、根据形态进行分类

菜肴类：此类药膳主要是以肉、蛋、奶和蔬菜为主要原料，配合相应的药物，以炖、煮、蒸、炒、煨等方法制作的食物，如银杏炒牛肉。

粥食类：此类药膳是以大米、玉米、小米、大麦等富含淀粉的粮食为主要原料，配合相应的药物熬制的半流质食物，如薄荷粥。

糖点类：主要是指药膳中的点心和零食，如芸豆卷，翡翠糕等。

饮料类：日常饮用的液体类药膳，如药茶、药酒、鲜果蔬汁等，以及香橼郁金饮、麦芽山楂饮等。

其他：上述 4 个类别以外的药膳，如葛根粉、山药泥等。

四大虚证

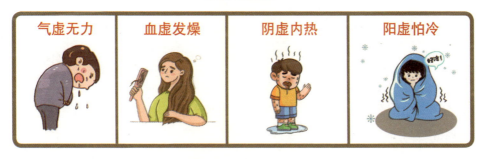

| 气虚无力 | 血虚发燥 | 阴虚内热 | 阳虚怕冷 |

用好药膳，护卫健康

整体观念和辨证论治是药膳学的两个基本原则。药膳在应用中应辨证施膳并遵循因人、因地、因时制宜的三因原则。

一、辨证施膳

辨证施膳是指药膳应在辨证的基础上选料配伍。如血虚的患者多选用补血的食物，阴虚的患者多使用补阴的食物。同一疾病可以出现不同的证型，而不同的疾病可能出现同样的证型。因此，在调理时可以分别采取"同病异治"或"异病同治"的原则。

二、因时制宜

根据不同季节气候的特点，服用适宜药膳，称为"因时制宜"。肝主春，心主夏，脾主长夏，肺主秋，肾主冬，在各个季节，多吃补益对应脏腑的食物，事半功倍。

由于不同季节的气候变化，人的生理、病理也发生很大的变化。例如，春夏季节，气候温热，人体腠理疏松，应注意慎用辛温类的食材，以免耗伤气阴；而秋冬季节，气候寒凉，人体腠理致密，应慎用寒凉之品，以免苦寒伤阳。"用热远热，用寒远寒"说的就是这个道理。

三、因人用膳

根据人的年龄、性别、体质、生活习惯等不同特点，制定适宜的药膳，称为"因人制宜"。人的年龄、性别、体质等因素，常常影响着人体疾病的发生、发展和变化。

1. 年龄　人的年龄不同，则应用药膳也不同。例如，小儿生机蓬勃，但是脏腑娇嫩，气血未充，病情变化较快。因而，调理小儿疾病，药膳剂量要轻，疗程要短。青壮年脏腑充实，气血旺盛，发病多表现为实证，药膳剂量可稍重。

2. 性别　男女性别不同，各有其生理和病理特点，药膳应用也应当有所差别。经、带、胎、产是女性特有的生理现象。月经期和妊娠期当禁用泻下和活血化瘀的食材。

3. 体质　因先天禀赋与后天调养的不同，不同人的体质也存在着强弱、寒热等差异。因此，对于同一种疾病，体质不同的患者应用的药膳也应有差异。如偏阳盛或阴虚体质的患者，当慎用温热药膳；偏阴盛或阳虚体质的患者，则当慎用寒凉药膳。

四、因地制宜

根据不同的地域环境特点，制定适宜药膳的原则，称为"因地制宜"。不同的地理环境，由于气候条件及当地人的生活习惯不同，人的生理活动和病理变化也有不同。如我国西北地区，其病多寒，应多用辛温食材调理；东南地区，其病多热，应多用苦寒食材调理。这说明，地区不同，患病也有所差异，调理方法也有所差异。

因时、因地、因人制宜的原则，是中医药膳应用的一大特色。只有把疾病与天时气候、地理环境、患者个体因素等联系起来加以全面考虑，制定出具有针对性的药膳，才能收到显著效果。

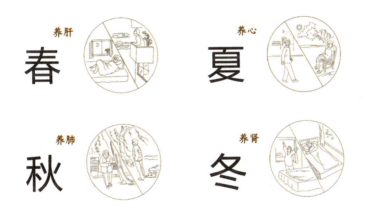

药膳进补小心误区

不少人钟爱药膳，却不了解药膳原理，盲目食用，从而走进药膳误区，导致服用药膳不但无效，反而危害健康。

误区一：药膳能治百病，可以不用吃药了

药膳固然对某些疾病有一定的调理作用，但它主要是对药物治疗的补充。药膳不以祛除病邪为目的，而是以持久、日常的调理来达到使患者康复、强壮的目的。我们日常服用药膳主要是对药物治疗后的康复调

理，对某些慢性病的缓渐调理，对机体衰弱的改善，以及平常状态下的养生保健、滋补强壮等。若只进药膳而不用药，则难免会耽误患者病情。

误区二：好的药膳一定要多加药，加贵药

现在很多人服用药膳的时候认为加入的药越多、越贵才越有效果，这种观点是错误的。孙思邈在《千金方》中强调用饮食调理疾病，反对滥用药物，认为"夫为医者，当须先洞晓病源，知其所犯，以食治之，食疗不愈，然后命药"。药物并不是越贵越好，只有适合自己的才是最好的。例如，大家都知道人参很贵，可以补虚。但人们不知道"虚"有气虚、血虚、阴虚、阳虚的分别。人参是大补元气的，如果阴虚内热的人吃了它反而会加重病情。又比如，燕窝无论从传统医学还是现代药理研究的结果来看都跟银耳的功效差不多，其实银耳就是平价燕窝。

误区三：药膳材料可以随便搭配

药膳作为一种结合了药物和食物的特殊养生保健饮食方式，其选材和搭配一定要遵循一定的中医理论和营养原则，同时也要注意原料之间的禁忌。不合理的药膳搭配可能会导致营养不均衡或对身体造成不良影响。一是有些药物或食物互相之间不能配伍应用，如中药中的"十八反"和"十九畏"。二是机体的某些特殊状态对某些药物或食物有禁忌，如妇女妊娠时期，胎儿的生长发育容易受外界的影响，所以一些有毒性的、活血化瘀的、开窍的、催吐类的药物和食物都不能食用，以防伤胎、动胎，如山楂、瓜蒂、大戟等都禁止在孕期服用。三是病症的禁忌，某些疾病需要禁忌某些食物，如高血压患者不能多吃盐，而糖尿病患者不能多吃糖等。四是用膳禁忌，也就是忌口，指在服用某些药物的时候，不宜进食某些食物。例如，服用治疗感冒的药物时禁止食用过分油腻的食物，以防止留滞邪气。

怎样做出疗效更好的药膳

药膳在烹调制作的过程中，除了要关注饮食烹调应具有的色、味、形之外，还应特别关注药膳的有效营养成分和在强身健体和调理疾病等方面的独特功效，达到"食助药威，药借食力"的效果。

一、药膳的烹调原则

药膳在烹调方法上应以煮、蒸、炖、焖等制作方式为主；而在制作形式上则应以汤、粥、羹等流体或半流体为主。这样不仅制作简单，而且可以最大限度地保持食物及药材原本的功效，并有助于消化和吸收。要尽量避免使用高温及油炸等烹调方法，以免破坏食物及药材的性能。

二、药膳的选料原则

在食材选择上要遵循新鲜、干净、没有污染的原则。对于鱼、虾等水产类食材来说，要选择活的、水质没有问题的作为药膳原料；而对于菌类、青菜等食材，要选择没有农药和重金属残留的才更健康。在药物的选择上尽可能选用药性轻、没有毒性的药物，避免使用药性猛烈、药味浓烈的药物。

三、药膳的调味原则

药膳在调味上要本着"低脂、低糖、低盐、低油"的原则，以和为贵。在不改变或减弱药膳本身功效的同时，尽可能保留食物和药物原本的味道。对于食物本身有异味或淡而无味的食材，可适当地增味或矫味。当药膳以药物为主体时，可以用隐药于食的方法来避免用膳者有吃药的感觉，以达到膳食营养的要求。

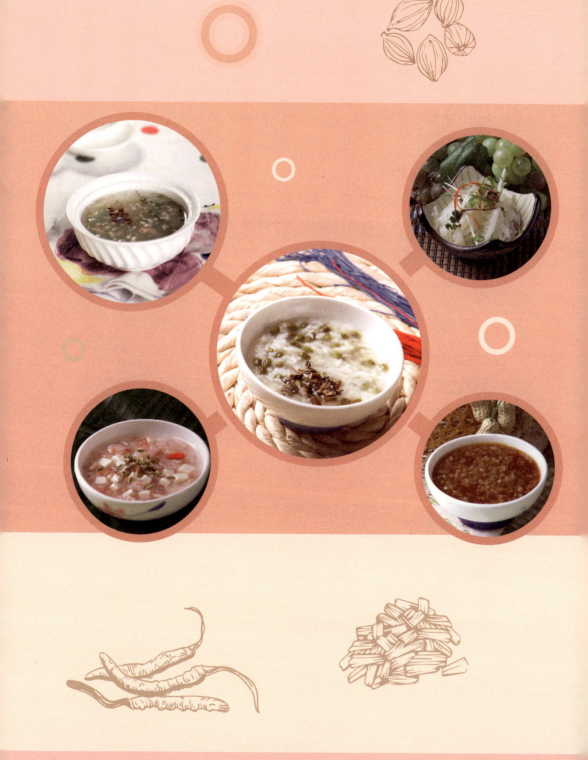

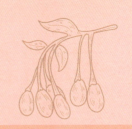
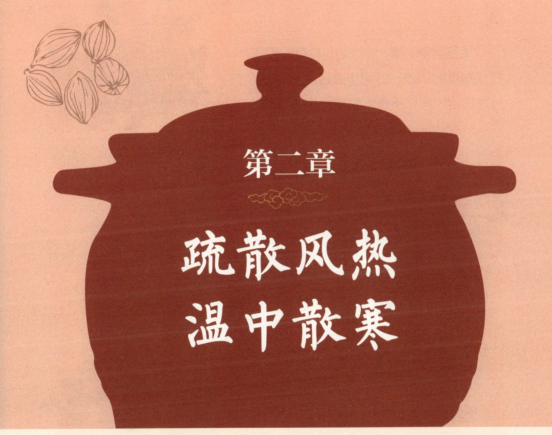

第二章

疏散风热
温中散寒

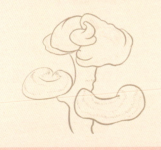

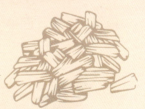

药膳食材 top 榜

紫苏

紫苏味辛、辣，性微热。具有解表散寒，行气解毒的功效。适用于外感风寒表证，流行性感冒，消化不良，鱼蟹中毒等病症。

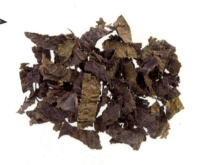

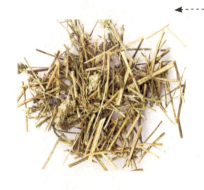

香薷

香薷味辛，性微温。具有发汗解表，化湿和中的功效。适用于暑湿感冒，急性胃肠炎，痢疾，霉菌性阴道炎等病症。

牛蒡子

牛蒡子味辛、苦，性寒。具有宣肺解表，散热利咽的功效。适用于风热感冒，痈肿疮毒，咽炎，面神经麻痹等病症。

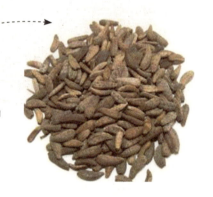

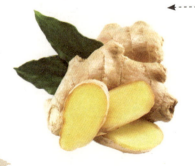

生姜

生姜味辛，性温。具有解表散寒，温中止呕的功效。适用于风寒感冒，胃寒呕吐，高脂血症，消化不良，脑缺血等病症。

连须葱白

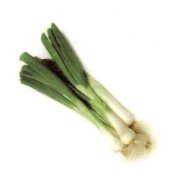

连须葱白味辛，性温。具有发汗解表，散寒通阳的功效。适用于风寒表证，流行性感冒，低血压，暂时性脑缺氧等病症。

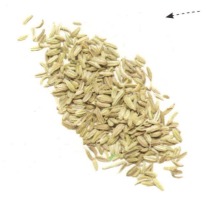

小茴香

小茴香味辛，性温。具有温中散寒，行气止痛的功效。适用于胃寒呕吐，脘腹冷痛，胃痛，痛经，尿道结石引起的尿痛等病症。

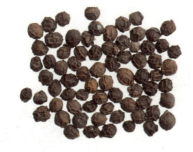

黑胡椒

黑胡椒味辛，性热。具有温中散寒，行气止痛的功效。适用于胃寒疼痛，呕吐，消化不良，神经衰弱，肠炎，风湿等病症。

芥末

芥末味辛，性温。具有温中利气，开胃解毒的功效。适用于腹痛，疮痛肿痛，耳目失聪，喉痛声哑等病症。

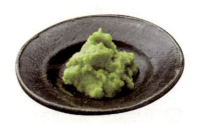

紫苏大米粥

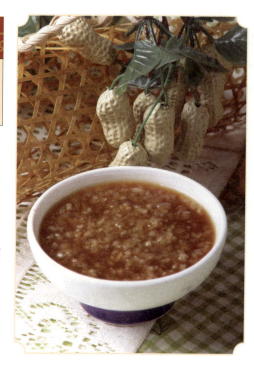

此粥具有解表散寒，宽胸理气的功效。适用于调理感冒，消化不良，胃及十二指肠炎，呕吐等病症。

材料

紫苏叶 9 克，红砂糖 20 克，大米 100 克。

做法

1. 紫苏叶洗净切丝待用；大米洗净。

2. 锅中加水放入大米，大米熟后放入切好的紫苏丝、红砂糖，煮 3 分钟即可。

 →阴虚、气虚及温病者慎食。

姜枣饮

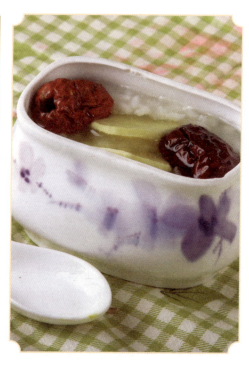

本品具有温中解表，养血安神的功效。适用于调理风寒感冒，胃寒呕吐，寒痰咳嗽，高脂血症等病症。

材料

生姜 50 克，大枣 100 克，白糖 20 克。

做法

1. 鲜生姜洗净去皮，然后将其榨汁待用；大枣洗净去核待用。

2. 锅内加适量的水烧沸后加大枣，放入姜汁、白糖搅匀，水淀粉勾芡即可。

忌→肺热燥咳，肝炎者不宜食用。

葱姜牛肉羹

本品具有发汗解表，散寒通阳的功效。适用于调理外感风寒感冒，呕吐，胃痛等病症。

材料

牛肉末 20 克，醋，生姜，葱，盐各适量。

做法

1. 将葱、生姜洗干净，姜切末，葱切丝待用。

2. 锅中倒入适量水，放入牛肉末与姜末共同煮熟。

3. 放进葱丝，粥将煮熟时调入醋、盐稍煮即可。

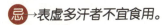 忌→表虚多汗者不宜食用。

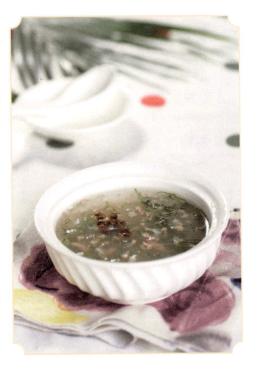

姜杏苏糖饮

本品具有疏散风寒，宣肺止咳的功效。适用于调理气喘胸闷，咳嗽，头痛，高脂血症等病症。

材料

苦杏仁、紫苏、姜和红糖各 10 克。

做法

1. 将杏仁洗净去皮、尖，捣烂；生姜洗净切小片。

2. 将杏仁，生姜与紫苏一起放入砂锅煮 20 分钟，去渣留汁。

3. 加入红糖搅匀，略煮片刻即可。

忌→患糖尿病、胃肠炎者不宜食用。

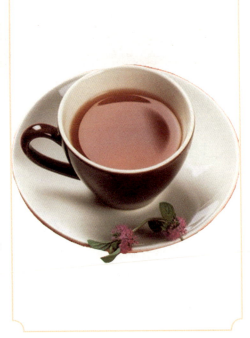

香薷茯苓粥

此粥具有发汗解表，化湿和胃的功效。适用于调理暑湿感冒，脾虚泄泻，水肿，高脂血症，痢疾等病症。

材料

茯苓20克，香薷、车前子各15克，大米100克。

做法

1. 香薷、茯苓、车前子分别洗净放入砂锅中，加水适量，大火烧开后用小火煎煮15～20分钟后取汁备用。

2. 锅中加水烧开后放入大米，加药汁煮烂即可。

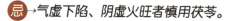

忌→**气虚下陷、阴虚火旺者慎用茯苓。**

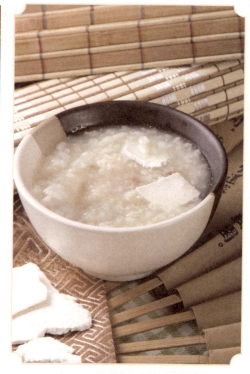

葛根大米粥

此粥具有退热解肌，透疹止泻的功效。适用于调理发热头痛，项背强直，麻疹不透，感冒，腹泻等病症。

材料

葛根30克，大米50克，麦冬5克。

做法

1. 葛根洗净切成小段；麦冬用温水浸泡半小时；大米洗净。

2. 锅内加水烧沸，放大米、麦冬、葛根用武火煮5分钟，改用文火熬至黏稠即可。

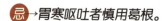

忌→**胃寒呕吐者慎用葛根。**

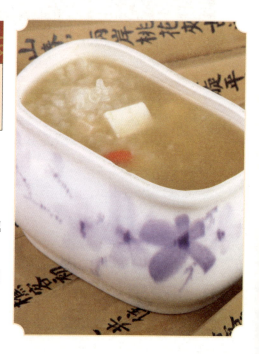

菊花银耳粥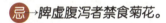

此粥具有清热解表，平肝祛毒的功效。适用于调理风热感冒，头痛，发热，高血压，高脂血症等病症。

材料

菊花 30 克，银耳 50 克，糯米 100 克，白糖 10 克。

做法

1. 糯米洗净放开水锅中，小火煮 20 分钟。
2. 将银耳、菊花放入糯米粥中，待粥黏稠后放白糖搅匀即可。

忌→脾虚腹泻者禁食菊花。

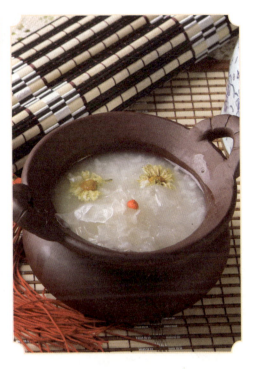

薄荷绿豆粥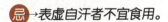

此粥具有疏散风热，清目利咽的功效。适用于调理风热感冒，温病初起，头痛目赤，咽喉肿痛，口腔溃疡等病症。

材料

薄荷 30 克，绿豆、糯米各 50 克。

做法

1. 将薄荷洗净，放入锅中，加水 200 毫升煎煮 10 分钟。
2. 糯米、绿豆洗净，放入锅内加入药汁、水适量，大火烧沸，再用小火煮至黏稠。

忌→表虚自汗者不宜食用。

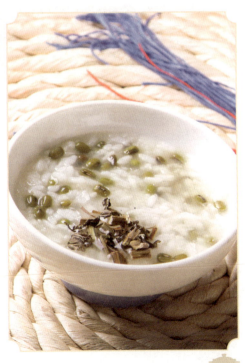

豆豉牛肉羹

本品具有解表除烦的功效。适用于调理风寒感冒，怕冷发热，鼻塞喷嚏，腹痛吐泻，心中烦躁等病症。

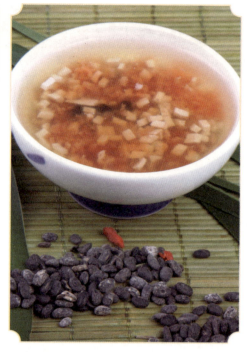

材料

豆豉10克，牛肉100克，豆腐50克，鸡蛋2个，盐、水淀粉适量。

做法

1. 牛肉切末，豆腐切小丁，鸡蛋磕入碗中打散备用。

2. 牛肉和豆豉炒香后加水、豆腐，勾芡加盐调味后放入鸡蛋液即可。

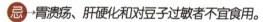

忌→胃溃疡、肝硬化和对豆子过敏者不宜食用。

藿香汁爆百叶

本品具有解表化湿，益肾止呕的功效。适用于调理暑湿感冒，头痛，胸脘痞闷，呕吐泄泻，胃肠炎等病症。

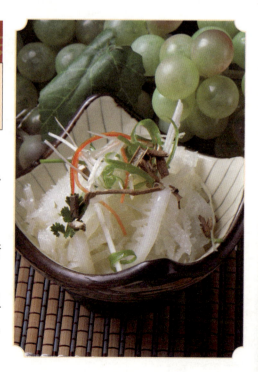

材料

藿香12克，百叶250克，红椒丝、葱丝、香菜段、盐、胡椒粉、水淀粉适量。

做法

1. 百叶切丝焯水备用，藿香加入适量清水煎成浓汁。

2. 锅中倒油烧热，下入百叶、配菜，以及藿香浓汁，勾芡加盐、胡椒粉炒匀即可。

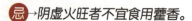

忌→阴虚火旺者不宜食用藿香。

牛蒡子麦芽菜叶粥

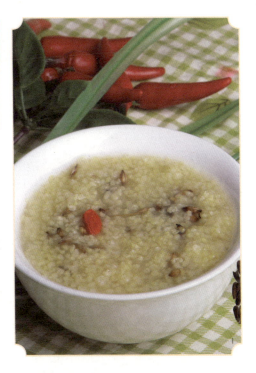

此粥具有疏散风热，健脾润燥的功效。适用于调理风热感冒，麻疹不透，咽炎，高血压，消化不良等病症。

材料

牛蒡子 20 克，麦芽 30 克，菠菜叶、大米各 50 克。

做法

1. 牛蒡子、麦芽、菠菜和大米洗净，菠菜叶切末。

2. 将牛蒡子、麦芽、大米煲制 30 分钟后改成小火放入菠菜，开锅即可食用。

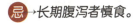忌→长期腹泻者慎食。

茴香豆腐羹

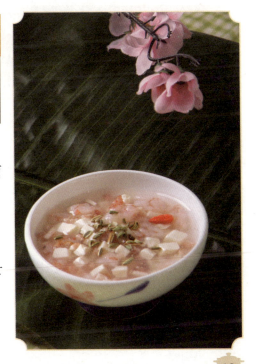

本品具有润燥生津，温中健脾的功效。适用于调理胃寒呕吐，肾虚腰痛，口渴，胃痛，痛经，咳嗽等病症。

材料

豆腐 350 克，培根、虾仁各 25 克，小茴香粉、盐、水淀粉适量。

做法

1. 豆腐、培根、虾肉切粒备用。

2. 锅中加水、小茴香粉、盐，煮沸后下入豆腐、培根、虾肉勾芡即可。

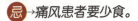忌→痛风患者要少食。

芥末萝卜粥

此粥具有温中散寒，顺气清肺的功效。适用于调理腹痛，气胀，咳嗽痰多，消化不良等病症。

材料

芥末 10 克，白萝卜、大米各 150 克。

做法

1. 将大米洗净；白萝卜洗净，切成条。
2. 锅中放入大米、水，待半熟后放入白萝卜煮至米汤黏稠，放芥末搅匀即可。

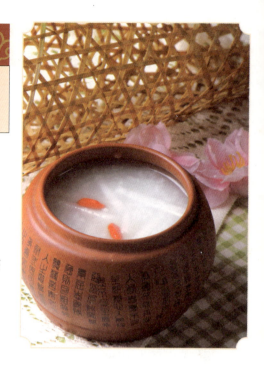

忌→**胃炎、消化道溃疡患者忌食芥末。**

芥末三文鱼

本品具有温中散寒，补血解毒的功效。适用于调理腹痛，疮痛肿痛，高脂血症等病症。

材料

芥末 12 克，三文鱼 200 克，万字酱油适量。

做法

1. 三文鱼洗净，切片。
2. 用万字酱油调芥末，以三文鱼片蘸食即可。

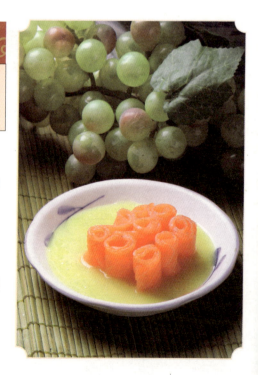

忌→**过敏体质、痛风患者慎食。**

胡椒薏苡仁粥

　　此粥具有温中散寒，补气健脾的功效。适用于调理胃寒腹痛，肠鸣腹泻，脾虚食少，消化不良，肠炎等病症。

材料

黑胡椒 5 克，薏苡仁、红砂糖各 15 克，大米 50 克。

做法

1. 将大米和薏苡仁洗净备用。

2. 黑胡椒、薏苡仁、大米同入锅中，煮至米粒软烂，最后加入红砂糖即可。

忌→**热病、阴虚有火者禁食黑胡椒。**

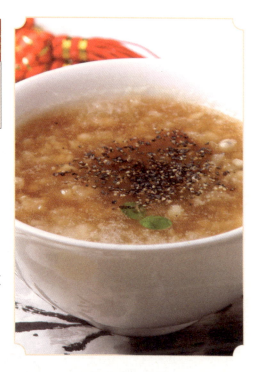

黄鳝大米粥

　　此粥具有温中，祛风，止痛的功效。适用于调理胃寒腹痛，呕吐，风湿，类风湿性关节炎等病症。

材料

黄鳝 50 克，大米 100 克，生姜 10 克，盐适量。

做法

1. 黄鳝肉洗净切丝，生姜洗净去皮切丝，大米洗净。

2. 锅内加水和大米，煮至米粒黏稠后加入黄鳝、姜，煮至黄鳝熟烂加盐调味。

忌→**阴虚血亏者慎食，孕妇禁食。**

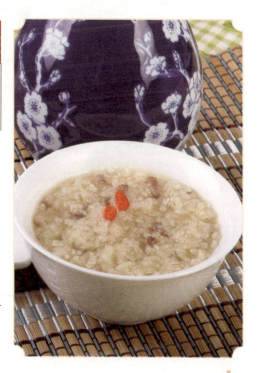

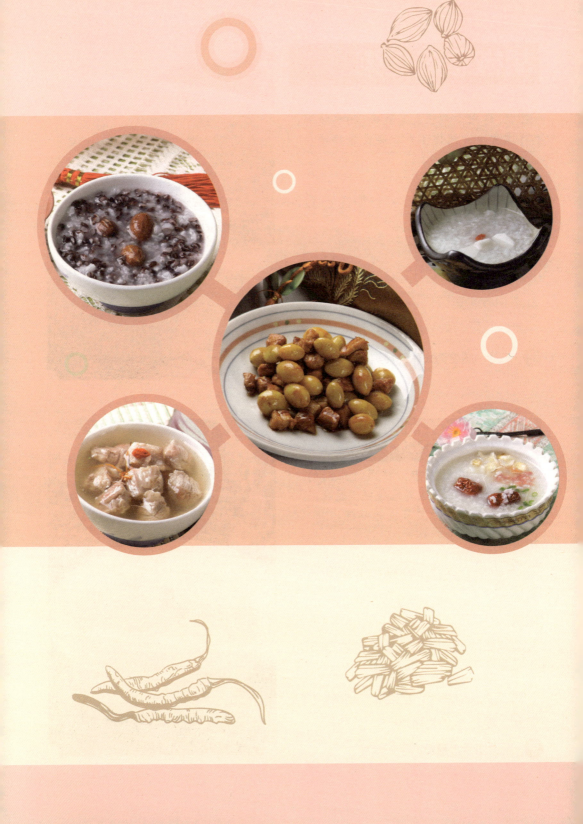

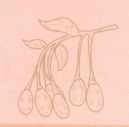
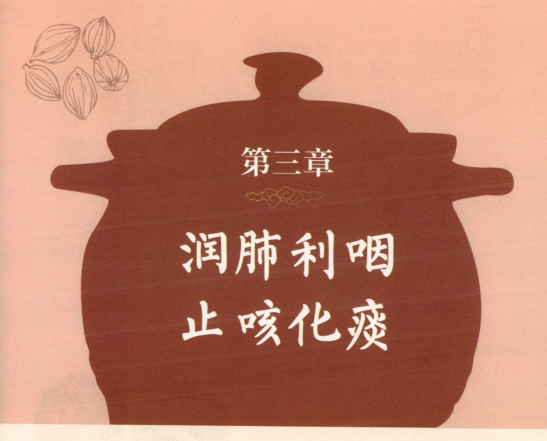

第三章

润肺利咽
止咳化痰

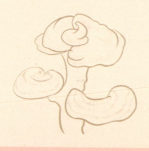
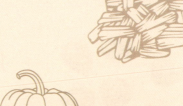

药膳食材 top 榜

桔梗

桔梗味苦、辛，性平。具有宣肺祛痰，利咽排脓的功效。适用于咳嗽痰多，咽喉肿痛，音哑，气管炎，支气管炎等病症。

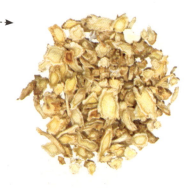

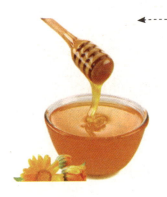

蜂蜜

蜂蜜味甘，性平。具有补中缓急，止咳通便的功效。适用于脾胃虚弱，脘腹疼痛，肺燥咳嗽，支气管炎，便秘等病症。

马蹄

马蹄味甘，性凉。具有清热，化痰，消积的功效。适用于热病烦渴，小便不利，感冒咳嗽，慢性咽炎，高血压等病症。

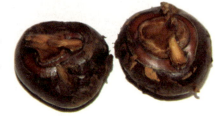

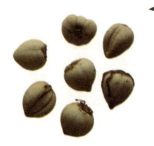

川贝母

川贝母味苦、甘，性微寒。具有清热化痰，润肺止咳的功效。适用于虚劳咳嗽，乳痈，慢性支气管炎，肺炎等病症。

雪梨

　　雪梨味甘、微酸，性凉。具有清热化痰，润燥生津的功效。适用于肺燥咳嗽，烦渴，急性气管炎，上呼吸道感染等病症。

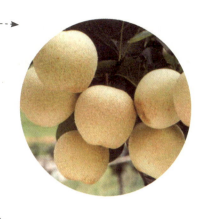

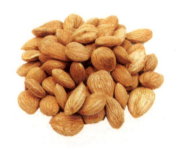

杏仁

　　杏仁味苦，性微温。具有止咳平喘，润肠通便的功效。适用于咳嗽气喘，胸闷痰多，便秘，慢性支气管炎等病症。

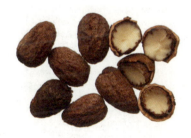

榧子

　　榧子味甘，性平。具有润肺止咳，杀虫润肠的功效。适用于肺燥咳嗽，肠燥便秘，肠道寄生虫病，夜盲症等病症。

款冬花

　　款冬花味辛、微苦，性温。具有润肺下气，止咳化痰的功效。适用于咳嗽气喘，哮喘，慢性气管炎，慢性骨髓炎等病症。

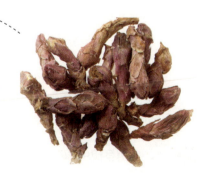

桔梗大枣鸡肉粥

此粥具有润肺利咽，补气健脾的功效。适用于调理咳嗽痰多，咽痛音哑，脾胃虚弱，气管炎等病症。

材料

桔梗 15 克，大枣 10 颗，大米 100 克，鸡肉 50 克，姜 5 克，盐适量。

做法

1. 桔梗洗净，大枣洗净去核，鸡肉洗净切小丁，姜洗净切丝。

2. 大米、大枣放入锅中熬至九成熟时放鸡肉，粥熟时放入桔梗、姜丝、盐即可。

忌→胃及十二指肠溃疡者慎用桔梗。

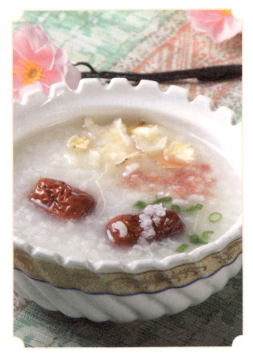

蜂蜜糯米粥

此粥具有润肺止咳，健脾益胃的功效。适用于调理肺燥咳嗽，脾胃虚弱，倦怠乏力，支气管炎等病症。

材料

蜂蜜 20 克，糯米 100 克，淮山药 50 克。

做法

1. 糯米洗净，放入锅中，加水煮至米粒软烂。

2. 淮山药洗净去皮切小块，放入粥中煮15 分钟，加入蜂蜜调匀即可。

忌→湿热痰阻者慎用山药。

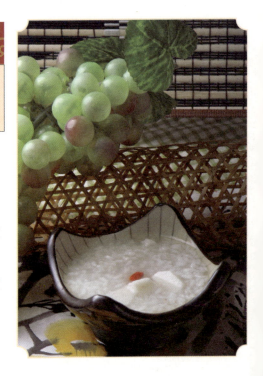

榧子紫米粥

此粥具有润肺止咳，补血益气的功效。适用于调理气血虚弱，虫积腹痛，肠燥便秘，咳嗽咳痰等病症。

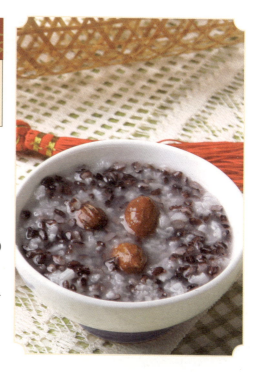

材料

榧子 40 克，紫米 100 克，糯米 50 克，白糖适量。

做法

1. 将榧子洗净，置于锅中用文火煮 20 分钟备用。

2. 将紫米和糯米洗净后放入锅内加药汁和适量的水，煮至粥黏稠后放入白糖。

忌→大便溏薄、肺热咳嗽者不宜用榧子。

蜇头马蹄羹

本品具有清热化痰，消积通便的功效。适用于调理咳嗽痰多，大便燥结，气管炎，哮喘，高血压等病症。

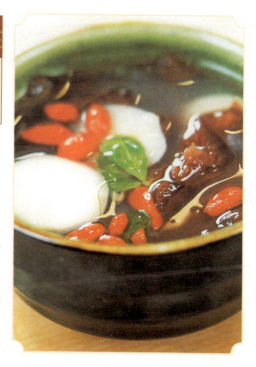

材料

海蜇头 150 克，马蹄 100 克，枸杞子 20 克，盐、胡椒粉、水淀粉适量。

做法

1. 海蜇头洗净，切片焯水；马蹄洗净去皮，切片备用；枸杞子洗净。

2. 锅中加水烧开，下入上述食材煮至熟烂，加盐、胡椒粉、水淀粉即可。

忌→女子经期和脾胃虚寒者慎用。

川贝母炖雪梨

本品具有润肺止咳，清热化痰的功效。适用于调理虚劳咳嗽，乳痈，气管炎，支气管炎，肺炎等病症。

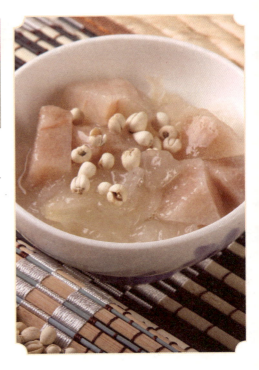

材料

川贝母 10 克，雪梨 2 个，冰糖、银耳各 20 克。

做法

1. 先把雪梨洗净去核，切块。

2. 锅中放入 100 克水加川贝母、雪梨、银耳、冰糖，炖 30 分钟即可。

忌→川贝不宜与乌头、附子一起食用。

杏仁银鱼

本品具有止咳平喘，润肺健脾的功效。适用于调理咳嗽气喘，胸满痰多，小儿疳积，慢性支气管炎等病症。

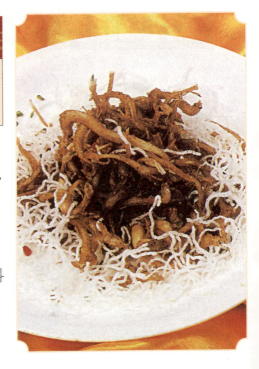

材料

银鱼 500 克，杏仁 25 克，青、红椒各 10 克，盐、五香粉、黄酒适量。

做法

1. 银鱼洗净，平底锅煎熟；杏仁炒脆。

2. 盐、黄酒、五香粉等调料烹入主料中即可。

忌→高血压、高脂血症患者少食。

玉中发财

本品具有化痰软坚，益肾健脾的功效。适用于调理虚劳咳嗽，痰湿咳嗽，慢性支气管炎，高血压等病症。

材料

澳洲鲜带子250克，发菜12克，贝母2克，盐、水淀粉适量。

做法

1. 澳洲鲜带子去韧带后上浆，焯水；发菜冷水发透后去杂质。

2. 锅中放水下入澳洲鲜带子、发菜与贝母煮熟，用盐调味、勾芡即可。

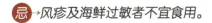

忌→风疹及海鲜过敏者不宜食用。

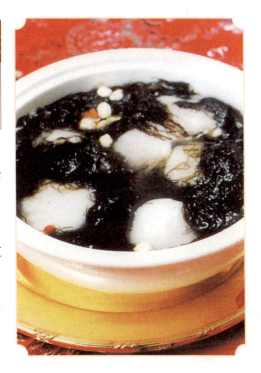

竹叶鲜贝串

本品具有清热化痰、补肾健脾的功效。适用于调理虚劳咳嗽，脾虚，肾虚下寒，支气管炎，高血压等病症。

材料

鲜贝100克，鲜香菇片，青、红椒片各25克，鲜竹叶3克，火腿片、白胡椒粉各2克，盐、黄酒适量。

做法

1. 鲜贝处理后，从中间片开；竹叶洗净。

2. 主辅料共同腌制入味后，穿成串，上锅蒸熟即可。

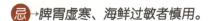

忌→脾胃虚寒、海鲜过敏者慎用。

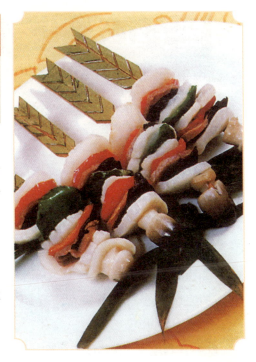

贝母油螺

本品具有清热化痰，健脾活血的功效。适用于调理肺热燥咳，消化不良，小便不利，痛经，经闭等病症。

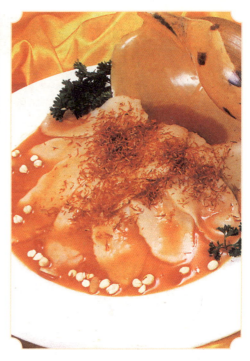

材料

油螺1只约750克，贝母3克，藏红花1克，天门冬2克，盐、黄酒适量。

做法

1. 藏红花加水煎煮后取汁备用；油螺清洗后处理干净切片焯水，清炒。

2. 藏红花汁与贝母、天门冬、盐、黄酒蒸制后倒在油螺上即可。

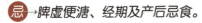 忌→脾虚便溏、经期及产后忌食。

三子红蛏

本品具有清肺化痰，滋补肝肾的功效。适用于调理肺燥咳嗽，胃酸过多，肝肾阴虚，眼干眼涩等病症。

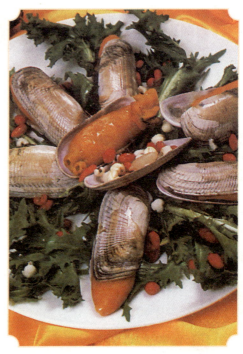

材料

红螺500克，枸杞子、麦门冬、川贝母各3克，花叶生菜50克，盐、黄酒适量。

做法

1. 枸杞子、麦门冬、川贝母加盐、黄酒调味后入红螺。

2. 红螺余透后原壳装入放有干净花叶生菜的盘中即可。

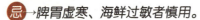 忌→脾胃虚寒、海鲜过敏者慎用。

贝母桂花鱼

本品具有健脾化痰、活血化瘀的功效。适用于调理气血虚弱，肺热咳嗽，血瘀，肺结核，支气管炎等病症。

材料

活鳜鱼1条，川贝母5克，青豆3克，藏红花1克，鱼露适量。

做法

1. 鳜鱼宰杀后处理干净，川贝母煮10分钟后捞出备用。

2. 鱼与川贝母、藏红花和青豆上笼蒸8分钟后浇鱼露即可。

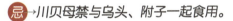

忌→川贝母禁与乌头、附子一起食用。

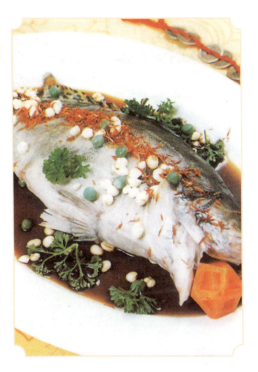

冬花黄鸭叫

本品具有利尿消肿，润肺止咳的功效。适用于调理咳嗽气喘，水肿，哮喘，气管炎，排尿困难等病症。

材料

黄鸭叫鱼350克，款冬花2克，海鲜酱油、黄酒适量。

做法

1. 黄鸭叫鱼宰杀后处理干净，黄酒腌浸入味并煎成金黄色。

2. 锅中加油煸炒款冬花，倒入海鲜酱油，放入鱼，收汁即可。

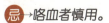

忌→咯血者慎用。

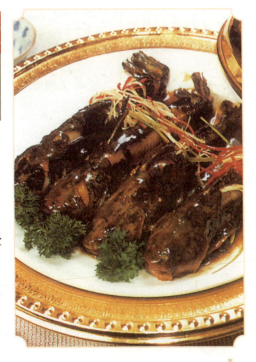

杞冬塌黄鱼

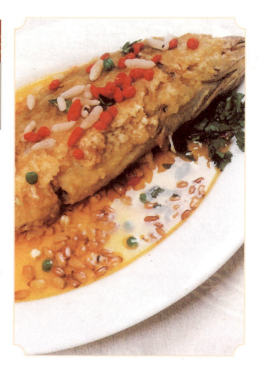

本品具有润肺止咳，健脾补肾的功效。适用于调理肺热咳嗽，脾虚食少，肾阴亏虚，失眠，贫血等病症。

材料

冰鲜黄鱼1条，枸杞子5克，松仁3克，麦冬、川贝母、青豆、胡椒粉各2克，盐、黄酒适量。

做法

1. 黄鱼宰杀后处理干净，用盐、黄酒腌制15分钟后下锅煎成金黄色。

2. 剩余食材蒸11分钟，浇在鱼身上即可。

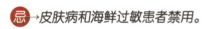 忌→皮肤病和海鲜过敏患者禁用。

贝母乌鱼蛋

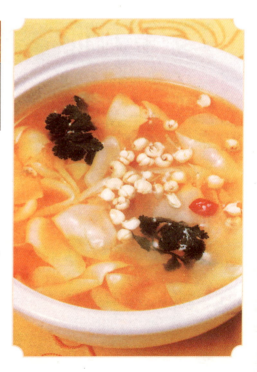

本品具有润肺止咳，清热健脾的功效。适用于调理脾虚湿盛，虚劳咳嗽，肺热燥咳，支气管炎，水肿等病症。

材料

乌鱼蛋50克，贝母4克，胡椒粉15克，香菜、盐、米醋适量。

做法

1. 乌鱼蛋煮后撕片；贝母加水煎煮1小时备用。

2. 贝母中加入盐、米醋、胡椒粉调味，入乌鱼蛋，撒香菜即可。

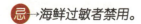 忌→海鲜过敏者禁用。

银杏炒牛肉粒

本品具有敛肺定喘，补气健脾的功效。适用于调理哮喘，咳嗽咳痰，脾虚湿盛，肺炎，贫血，尿频等病症。

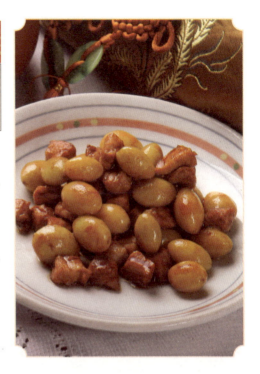

材料

鲜白果仁60克，牛肉250克，盐、酱油、水淀粉适量。

做法

1. 白果仁洗净，焯水；牛肉洗净，切粒。

2. 滑熟牛肉，加白果仁、盐、酱油炒匀，勾芡即可。

忌→肝肾功能不佳者慎用。

北沙参五味煲猪肉

本品具有养阴润肺，收敛生津的功效。适用于调理肺热燥咳，痰少咽干，自汗，盗汗，遗精，失眠多梦等病症。

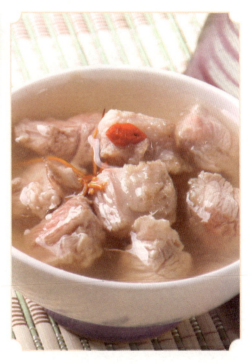

材料

北沙参6克，五味子5克，瘦猪肉300克，盐适量。

做法

1. 猪肉改刀成块；北沙参、五味子用清水洗净。

2. 猪肉焯水与北沙参、五味子放入煲中加盐调味，煲熟即可。

忌→外有表邪、内有实热者禁食。

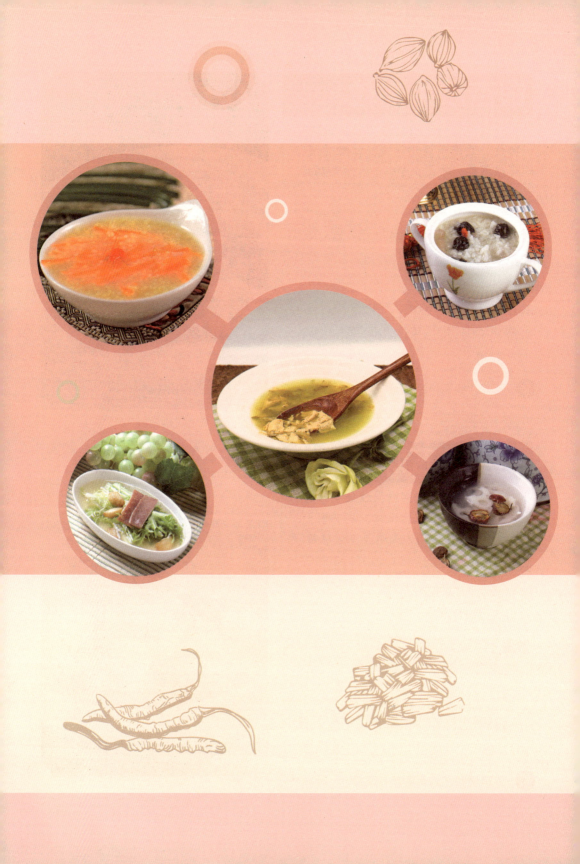

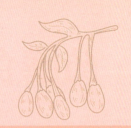

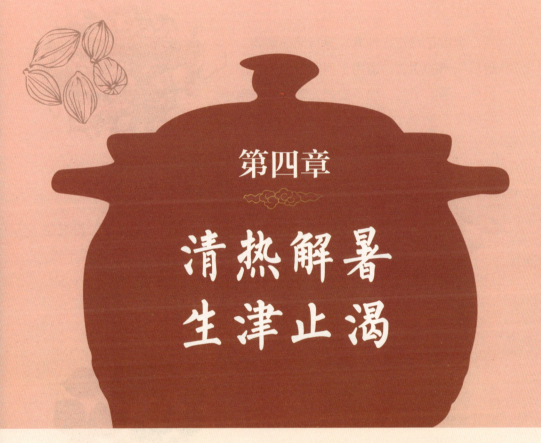

第四章

清热解暑
生津止渴

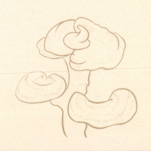

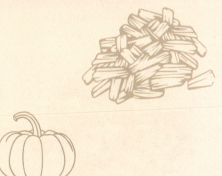

药膳食材 top 榜

金银花

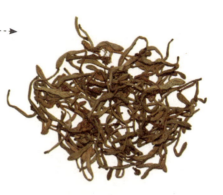

　　金银花味甘，性寒。具有清热解毒，疏散风热的功效。适用于痈肿疔疮，外感风热，温病初起，热毒血痢，咽痛，痢疾等病症。

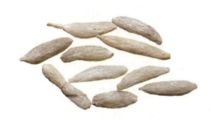

麦门冬

　　麦门冬味甘、微苦，性微寒。具有益胃生津，清热润肺的功效。适用于肺燥干咳，咽喉肿痛，气管炎，冠心病等病症。

乌梅

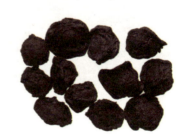

　　乌梅味酸、涩，性平。具有生津止渴，敛肺涩肠的功效。适用于肺虚久咳，久泻，呕吐，寄生虫病，痢疾，月经过多等病症。

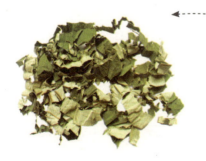

荷叶

　　荷叶味苦，性平。具有清暑化湿，凉血止血的功效。适用于暑热烦渴，泄泻，血热吐衄，便血崩漏，高脂血症，肝纤维化等病症。

莲藕

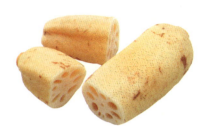

莲藕味甘，性凉（熟品性温）。具有清热凉血(生用)、补益脾胃(熟用)的功效。适用于热病口渴，消化不良，腹泻等病症。

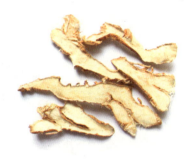

知母

知母味苦、甘，性寒。具有清热泻火，滋阴润燥的功效。适用于热病烦渴，肺热燥咳，便秘，糖尿病,动脉粥样硬化等病症。

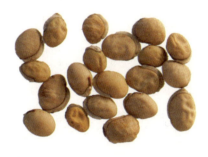

白扁豆

白扁豆味甘，性微温。具有消暑化湿，补脾止泻的功效。适用于脾虚泄泻，酒毒伤胃，急性胃肠炎，中暑，糖尿病等病症。

白茅根

白茅根味甘，性寒。具有清热利尿，凉血止血的功效。适用于血热出血，鼻出血，胃热呕吐，肺热咳喘，水肿，黄疸等病症。

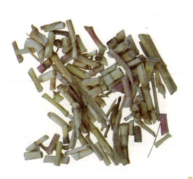

金银花蛋汤

本品具有疏散风热，清热解毒的功效。适用于调理外感风热，热毒血痢，咽喉肿痛，前列腺炎，肺炎等病症。

材料

干金银花 15 克，鸡蛋 2 个，盐、香油各少许。

做法

1. 金银花清洗干净；鸡蛋磕入碗中，打散。

2. 金银花和适量清水煮 3~5 分钟，淋入鸡蛋液，加盐和香油调味即可。

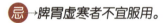 忌→**脾胃虚寒者不宜服用。**

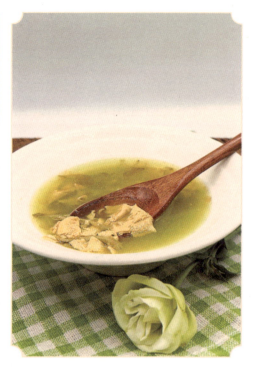

麦冬粥

此粥具有生津止渴，润肺健脾的功效。适用于调理咽干口渴，脾虚，食少纳呆，咽喉肿痛，气管炎等病症。

材料

麦门冬 30 克，大米 100 克，冰糖适量。

做法

1. 麦冬煎汤取汁备用，大米淘洗干净。

2. 锅中倒入水、大米、麦冬汁及冰糖煮成粥即可。

忌→**虚寒泄泻、湿浊中阻者均禁食。**

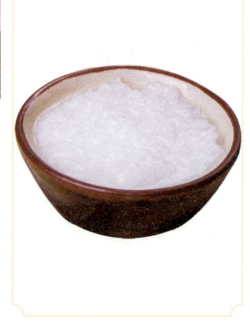

白扁豆粥

此粥具有消暑化湿，健脾和中的功效。适用于调理消渴，赤白带下，脾胃虚弱，急性胃肠炎，糖尿病等病症。

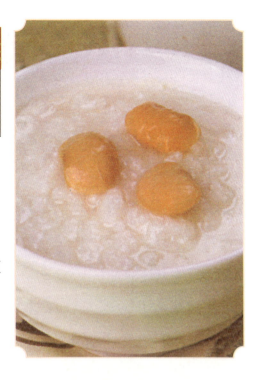

材料

白扁豆 60 克，大米 100 克。

做法

1. 白扁豆与大米分别用清水泡洗干净。

2. 锅中倒入水、白扁豆与大米一同煮至粥熟即可。

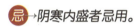阴寒内盛者忌用。

乌梅雪梨粥

此粥具有清热涩肠，润肺化痰的功效。适用于调理久咳久泻，便血，月经过多，急性气管炎等病症。

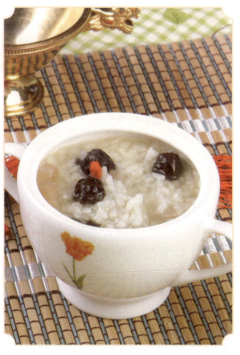

材料

乌梅 50 克，雪梨 200 克，糯米 150 克，冰糖适量。

做法

1. 乌梅洗净去核；雪梨洗净去皮、核后切丁；糯米洗净备用。

2. 糯米煮 20 分钟后下入乌梅、雪梨、冰糖，继续煮至米粒软烂即可。

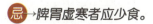脾胃虚寒者应少食。

山楂藕片汤

本品具有补脾益胃，清热凉血的功效。适用于调理饮食积滞，泻痢腹痛，热病鼻出血，高血压，高脂血症等病症。

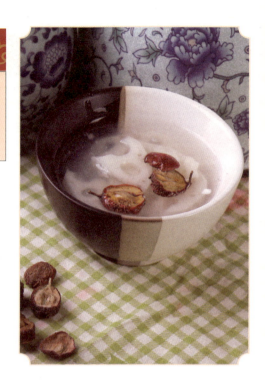

材料

山楂 25 克，嫩藕 15 克，冰糖 50 克。

做法

1. 藕去皮切片，山楂洗净去子切片。

2. 砂锅中加水、冰糖，冰糖煮至融化，加入藕、山楂，煮 25 分钟左右即可。

忌→不宜与人参一同服用。

荷叶饭

本品具有解暑凉血，健脾益胃的功效。适用于调理暑热烦渴，泄泻，血热吐衄，高脂血症等病症。

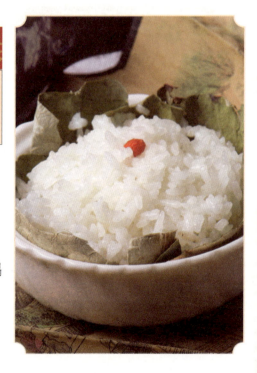

材料

荷叶 1 张，米饭 250 克，葡萄干 25 克。

做法

1. 荷叶、大米和葡萄干清洗干净备用。

2. 荷叶用水泡软包入米饭、葡萄干上锅蒸 30 分钟即可。

忌→体虚者禁用荷叶。

青果炖鲍鱼

本品具有清热生津，益肾清肝的功效。适用于调理肝肾阴虚，气血不足，咽痛咳嗽，体质虚弱等病症。

材料

青果 15 克，鲍鱼 50 克，冰糖 20 克。

做法

1. 青果洗净，鲍鱼洗净后处理干净切片，冰糖打碎。

2. 上述材料放入锅内加水 150 毫升，炖 90 分钟即可。

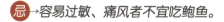 忌→容易过敏、痛风者不宜吃鲍鱼。

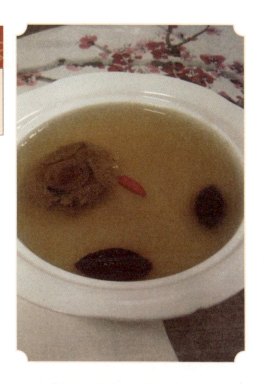

乌梅芸豆

本品具有生津止渴，温中敛肺的功效。适用于调理脾肾亏虚，消渴久咳，动脉粥样硬化，高脂血症等病症。

材料

芸豆 100 克，乌梅、冰糖各 50 克。

做法

1. 芸豆洗净用水浸泡透，乌梅洗净备用。

2. 以上两种食材加冰糖一同煮至熟烂后冷却即可。

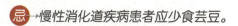 忌→慢性消化道疾病患者应少食芸豆。

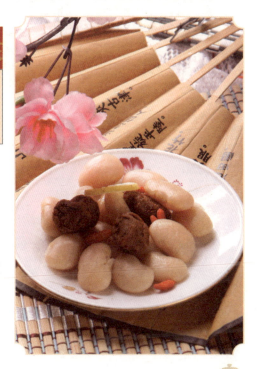

白茅根大米粥

此粥具有清热利尿，补脾止血的功效。适用于调理脾气虚弱，淋证，肺热咳喘，尿血，鼻出血，水肿等病症。

材料

白茅根 50 克，大米 100 克，白糖 30 克。

做法

1. 鲜白茅根洗净、切段，放入砂锅中煮 20 分钟。

2. 锅中加水烧开，把洗净的大米、药汁同煮成粥，最后放白糖即可。

忌→**脾胃虚寒者禁食白茅根。**

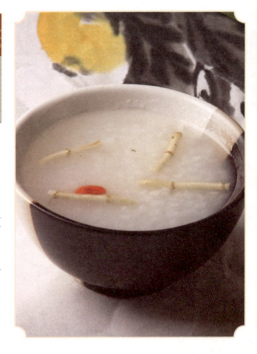

参叶知母百合粥

此粥具有解暑清热，清心润肺的功效。适用于调理阴虚燥咳，热病失眠，冠心病，高脂血症，糖尿病等病症。

材料

人参叶、百合各 20 克，知母 15 克，大米 50 克。

做法

1. 人参叶、百合、大米、知母洗净切片。

2. 砂锅内放入知母加水适量，煎煮 15 分钟，滤去药渣。

3. 把药汁、人参叶、大米和水煎煮 20 分钟后再加百合煮 5 分钟即可。

忌→**人参叶不宜与藜芦、五灵脂同用。**

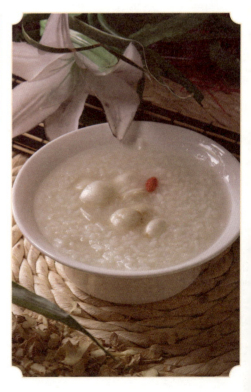

胡萝卜小米粥

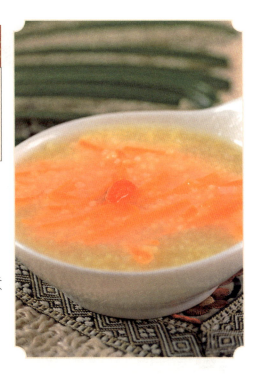

此粥具有清热健脾，滋补肝肾的功效。适用于调理脾胃虚弱，肝肾阴虚，心神不宁，高血糖，高脂血症等病症。

材料

小米 100 克，胡萝卜 100 克。

做法

1. 小米洗净，胡萝卜去皮切丝。

2. 把水烧开，加入小米和胡萝卜丝同煮约 15 分钟，小米软糯即可。

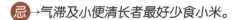

忌→气滞及小便清长者最好少食小米。

火腿上汤菊苣

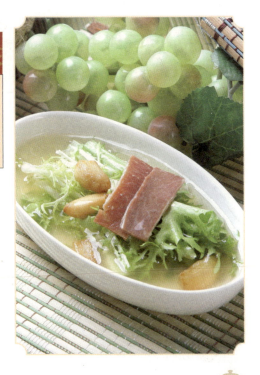

本品具有清热利胆，健胃消肿的功效。适用于调理湿热黄疸，胃痛食少，水肿，黄疸性肝炎，消化不良等病症。

材料

菊苣 250 克，火腿 30 克，蒜瓣 25 克。

做法

1. 菊苣洗净焯水，蒜去皮洗净，火腿切片。

2. 上述食材加水、盐烧沸去沫即可。

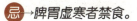

忌→脾胃虚寒者禁食。

酸梅苦瓜

本品具有祛暑涤热，解毒生津的功效。适用于调理暑热烦渴，痢疾，疮痈肿毒，腹泻，高血压等病症。

材料

苦瓜 150 克，杨梅 100 克，鸡肉泥 50 克，枸杞子 2 克，白糖、盐适量。

做法

1. 将苦瓜洗净切成排骨块，杨梅焯水。

2. 苦瓜酿入鸡肉泥上笼蒸 6 分钟后扒汁。

3. 杨梅与糖、枸杞子、盐等烧制后放入苦瓜中即可。

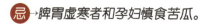 脾胃虚寒者和孕妇慎食苦瓜。

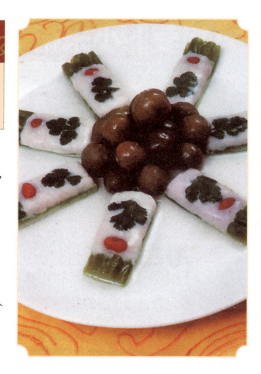

葛根卤牛肉

本品具有退热健脾，生津止渴的功效。适用于调理发热，消渴，脾虚泄泻，气血不足，高血压，贫血等病症。

材料

葛根 12 克，牛腱肉 250 克，老抽、葱、姜、盐适量。

做法

1. 牛腱肉焯水，姜洗净切丝，葱洗净切段备用。

2. 锅中加葱、姜、葛根、老抽、盐煮至牛肉软烂，冷却即可食用。

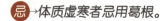 体质虚寒者忌用葛根。

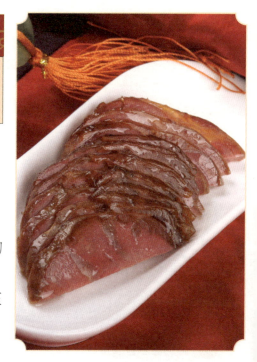

天花蜜藕

本品具有清热生津，补脾润肺的功效。适用于调理热病口渴，脾虚，肺热干咳，消化不良，高脂血症等病症。

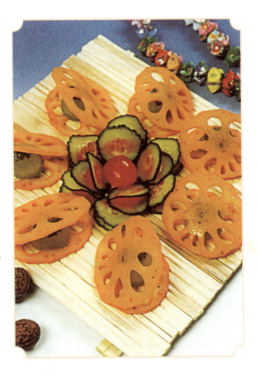

材料

鲜藕500克，猕猴桃100克，天花粉3克，蜂蜜15克，盐、柠檬汁适量。

做法

1. 鲜藕洗净去皮切片、焯水；猕猴桃洗净，去皮切成小块。

2. 藕、天花粉和盐加入柠檬汁中。

3. 猕猴桃用蜂蜜煮一下镶入藕片中即可。

忌→**脾胃虚寒者不宜多食。**
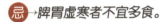

豉椒杧果贝

本品具有清热除烦，消肿散结的功效。适用于调理阴虚内热，小便不利，痰积痞块，高脂血症，高血糖等病症。

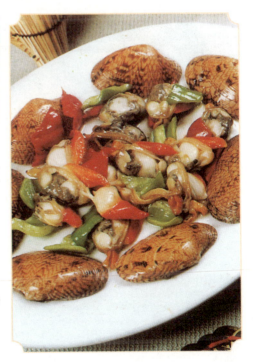

材料

杧果贝400克，青、红尖椒各15克，豆豉3克，盐适量。

做法

1. 杧果贝洗净去掉外壳及杂物后焯水。

2. 尖椒洗净后切成小块待用。

3. 豆豉煸炒出香味后下入尖椒、贝肉炒熟后，加盐调味即可。

忌→**痛风、海鲜过敏者不宜食用。**
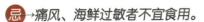

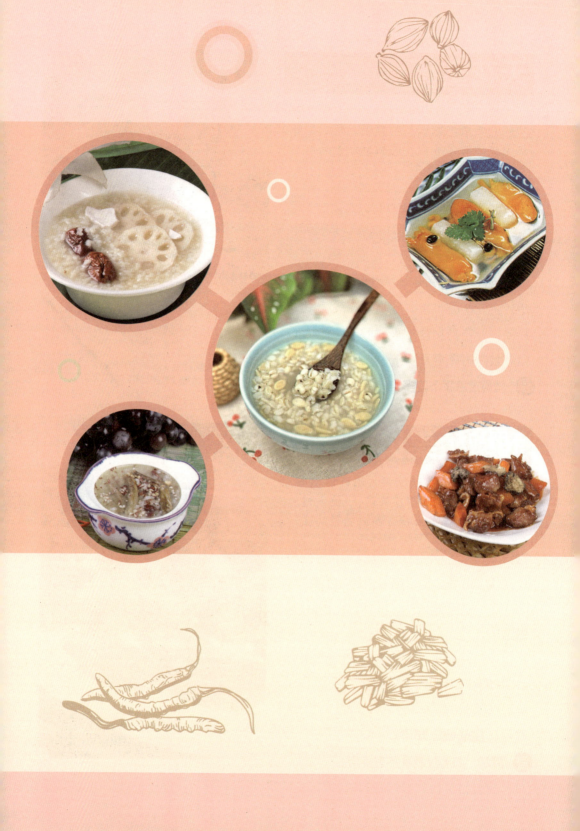

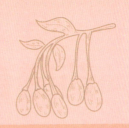
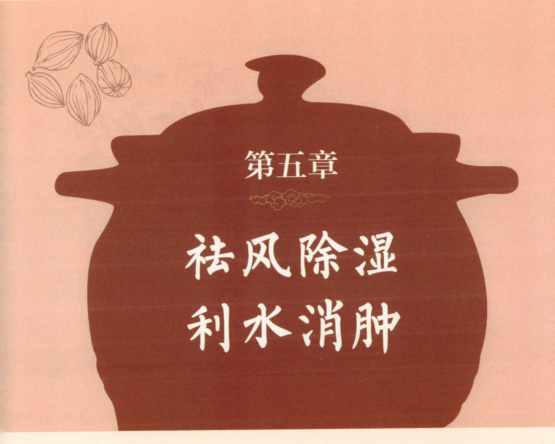

第五章

祛风除湿 利水消肿

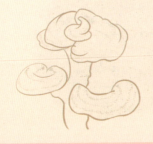

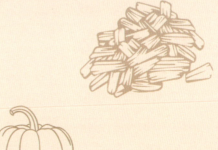

药膳食材 top 榜

赤小豆

赤小豆味甘、酸，性微寒。具有利水消肿，清热解毒的功效。适用于水肿，脚气，黄疸，淋病，便血，肿毒疮疡，妊娠水肿，静脉曲张等病症。

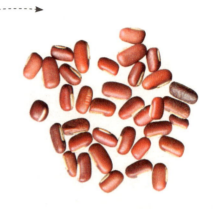

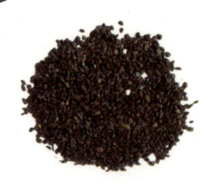

薏苡仁

薏苡仁味甘、淡，性凉。具有利水渗湿，健脾解毒的功效。适用于水肿，小便不利，脾虚泄泻，肺痈，肠痈，高脂血症，动脉粥样硬化，肝脓肿，痛风等病症。

车前子

车前子味甘、淡，性微寒。具有清热利尿，止泻祛痰的功效。适用于小便不利，淋浊带下，水肿，泻痢咳喘，早发性卵巢功能不全等病症。

冬瓜

　　冬瓜味甘、淡，性微寒。具有清热化痰，生津解毒的功效。适用于水肿，淋证，痰喘，消渴，解鱼、酒毒，肝硬化腹水，糖尿病，肾炎水肿等病症。

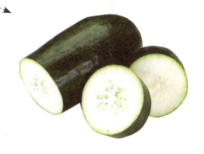

白芷

　　白芷味辛，性温。具有祛风散寒，燥湿消肿的功效。适用于风寒感冒，头痛，鼻渊，带下，疮痈肿毒，痛经，带状疱疹，消化性溃疡等病症。

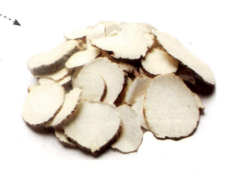

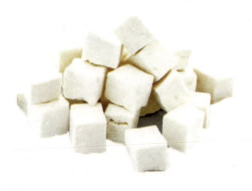

茯苓

　　茯苓味甘、淡，性平。具有利水宁心，健脾渗湿的功效。适用于水肿，痰饮，脾虚泄泻，心悸，失眠，糖尿病，肿瘤等病症。

赤豆鸭肉粥

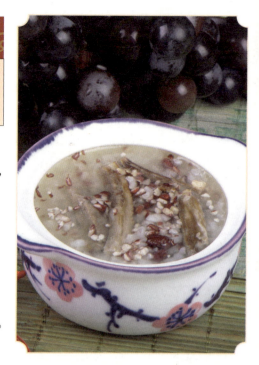

　　此粥具有利水消肿，养阴清热的功效。适用于调理水肿，黄疸，淋病，潮热，静脉曲张，肺结核等病症。

材料

赤小豆 25 克，鸭肉 100 克，大米 150 克，葱、姜、盐适量。

做法

1. 赤小豆洗净泡透，鸭肉洗净切成丁，葱、姜洗净切丝备用。

2. 大米、赤小豆放入锅内加清水烧沸，再加入鸭肉、葱、姜、盐等同煮至粥黏稠。

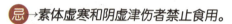忌→素体虚寒和阴虚津伤者禁止食用。

冬瓜子仁薏苡仁粥

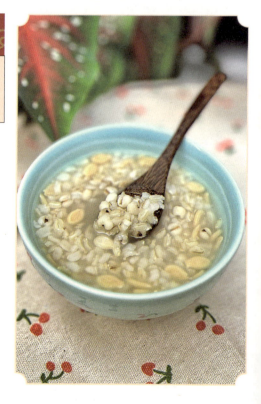

　　此粥具有健脾祛湿，化痰止咳的功效。适用于调理水肿，痢疾，咳嗽，高脂血症，肝脓肿，痛风等病症。

材料

冬瓜子仁 30 克，薏苡仁 20 克，大米 60 克。

做法

1. 薏苡仁淘洗干净，用清水浸泡 1 小时；大米淘洗干净。

2. 把薏苡仁、大米和冬瓜子仁一同放入砂锅中，加 700 毫升清水，大火烧开后转小火煮 45 分钟即可。

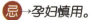忌→孕妇慎用。

车前子马蹄小麦粥

此粥具有除湿清热，健脾利尿的功效。适用于调理脾胃气虚，小便不利，咳嗽，早发性卵巢功能不全等病症。

材料

车前子 10 克，马蹄 20 克，小麦 60 克，枸杞子 12 克，大米 150 克。

做法

1. 车前子、小麦、枸杞子、大米洗好备用；马蹄洗净去皮切成小粒。

2. 锅中加水放入上述食材，煮至米粒软烂即可。

忌→阳气下陷、肾虚遗精者禁用车前子。

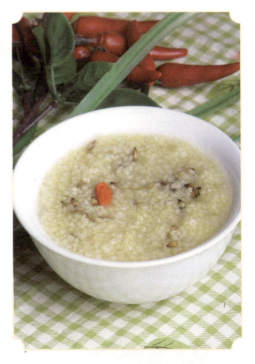

茯苓莲藕粥

此粥具有利水消肿，健脾止泻的功效。适用于调理脾虚泄泻，心悸失眠，水肿，肿瘤，消化不良等病症。

材料

茯苓、糖各 15 克，莲藕 100 克，大枣 50 克，大米 80 克。

做法

1. 大米、大枣洗净待用；莲藕去皮洗净切片；茯苓磨粉。

2. 将大米加水适量煮粥，待粥将熟时放入茯苓粉、大枣、藕片煮熟后加白糖搅匀即可。

忌→阴虚、虚寒、气虚者慎食茯苓。

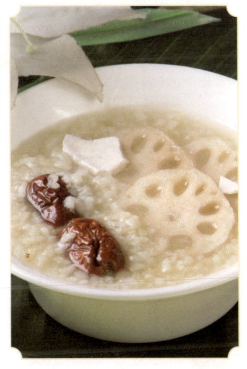

白芷天麻鱼头汤

本品具有祛风除湿，温中息风的功效。适用于调理头痛，鼻渊，肝风内动，痛经，风湿，乳汁不通等病症。

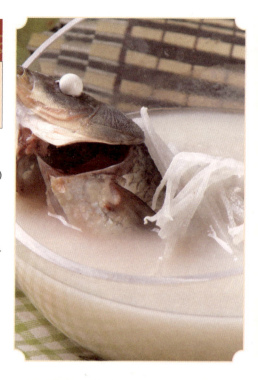

材料

白芷 18 克，天麻 15 克，胖头鱼头 500克，盐、料酒、葱、姜、白萝卜适量。

做法

1. 鱼头处理干净，姜、葱、白萝卜洗净切丝备用。

2. 将所有材料放入砂锅中，加水适量，炖熟即可。

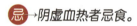 忌→阴虚血热者忌食。

川芎白芷烧羊腩

本品具有健脾燥湿，祛风除湿的功效。适用于调理气血虚弱，头痛眩晕，痛经，消化性溃疡，心绞痛等病症。

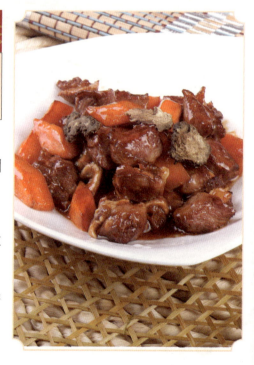

材料

川芎 10 克，白芷 5 克，羊腩 400 克，胡萝卜 50 克，盐适量。

做法

1. 川芎、白芷洗净煎煮取药汁，羊腩焯水，胡萝卜洗净切成菱形块。

2. 锅中加水、药汁、羊腩、胡萝卜一起炖至羊腩软烂，加盐调味即可。

忌→阴虚火旺、发热者不宜食用。

茯苓鹌鹑

本品具有利水渗湿，补中止泻的功效。适用于调理小儿疳积，百日咳，水肿，痰饮，贫血，糖尿病等病症。

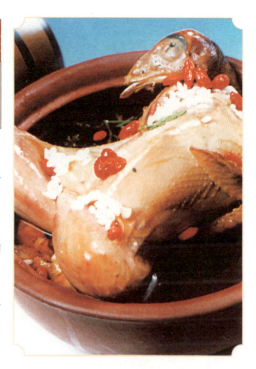

材料

净鹌鹑 1 只，茯苓、枸杞子各 2 克，水发银耳 25 克，豆苗、盐适量。

做法

1. 鹌鹑处理干净后焯水，银耳发好，枸杞、茯苓、豆苗洗净备用。

2. 上述食材放入砂锅中，加入适量的水煮 50 分钟，加入盐调味即可。

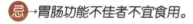忌→胃肠功能不佳者不宜食用。

玉洁红蛏

本品具有祛湿除烦，健脾清热的功效。适用于调理产后虚损，水肿，气胀食滞，肺热咳嗽，消化不良等病症。

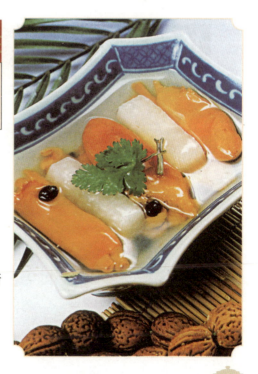

材料

红蛏 55 克，白萝卜 15 克，黑豆 2 克，盐适量。

做法

1. 白萝卜洗净、切块、焯水。

2. 红蛏焯水后入白萝卜、黑豆、盐、清水煮熟即可。

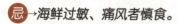忌→海鲜过敏、痛风者慎食。

御赐元宝

本品具有健脾利湿、利尿的功效。适用于调理脾虚湿盛，小便不利，水肿，高脂血症，动脉粥样硬化等病症。

材料

玉米面100克，全脂豆粉40克，糖30克，泡打粉1克。

做法

1. 把玉米面、全脂豆粉、泡打粉、糖加水和匀。

2. 制成元宝生坯，蒸熟即可。

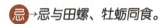 忌与田螺、牡蛎同食。

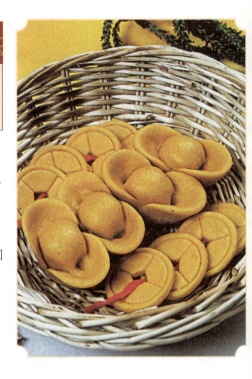

竹筒香菇粥

此粥有清热利湿，健脾除烦的功效。适用于调理脾虚湿盛，烦躁口渴，肺热咳嗽，失眠，贫血等病症。

材料

免淘竹香米50克，鲜香菇10克。

做法

1. 把米淘洗干净，香菇洗净切成小粒。

2. 清水、米、香菇倒入锅中熬香后倒入竹筒里，蒸5分钟即可。

忌 → 糖尿病患者不宜过量食用。

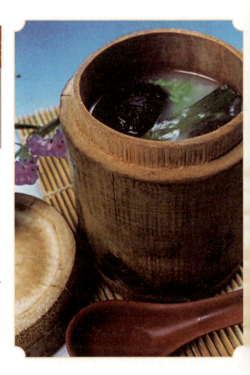

芸豆卷

本品具有健脾下气，利水消肿的功效。适用于调理呃逆，呕吐，水肿，冠心病，动脉粥样硬化，高脂血症等病症。

材料

白芸豆 200 克，豆沙 50 克。

做法

1. 把芸豆用水泡软去皮，煮透，过箩放入冰箱备用。

2. 把豆沙调匀，取出芸豆面抹上豆沙卷起捏顺，切件即可。

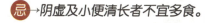→阴虚及小便清长者不宜多食。

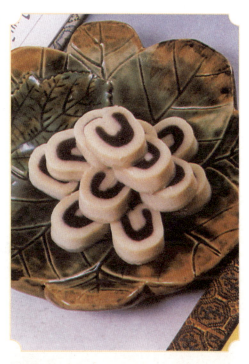

双色淮山

本品具有补脾肺肾，利水渗湿的功效。适用于调理脾虚食少，乏力泄泻，水肿，高脂血症，动脉粥样硬化等病症。

材料

熟山药条 500 克，黄瓜条 50 克，杨梅 20 克，薏苡仁 5 克，盐、柠檬汁、鲜奶汁、香油适量。

做法

1. 山药一半入柠檬汁泡制，一半入鲜奶汁泡制。

2. 黄瓜、杨梅、薏苡仁洗净后加盐、香油入味拌制，分色码入盘中即可。

→湿盛中满、实邪积滞者禁食山药。

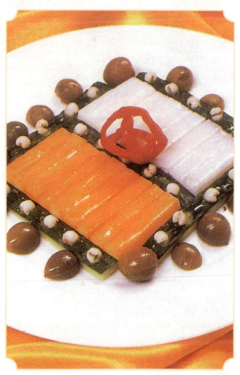

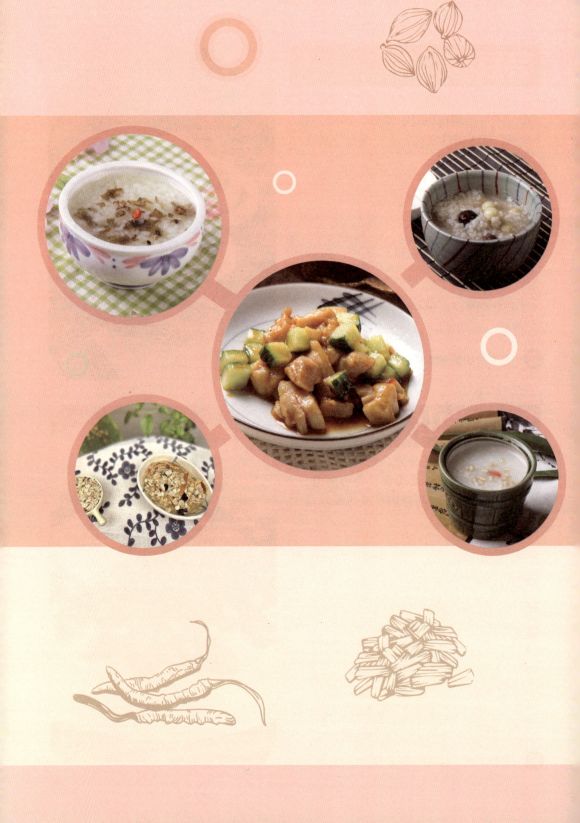

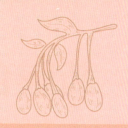
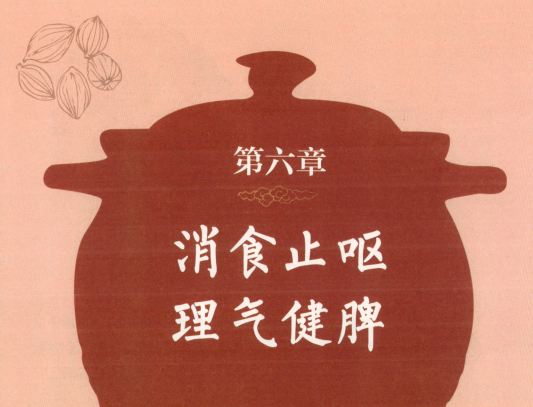

第六章

消食止呕
理气健脾

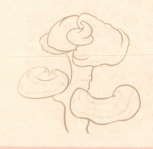

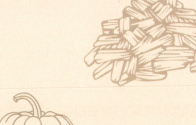

药膳食材 top 榜

鸡内金

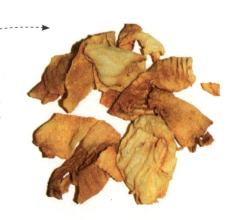

鸡内金味甘，性平。具有消食健胃，涩精止遗的功效。适用于小儿疳积，肾虚遗精，淋证，消化不良，结石，慢性胃炎，腹泻等病症。

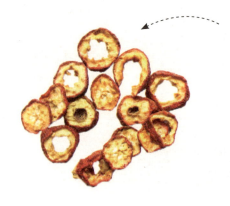

山楂

山楂味酸、甘，性微温。具有消食化积，行气散瘀的功效。适用于饮食积滞，泻痢腹痛，疝气痛，冠心病，高血压，高血糖，高脂血症等病症。

莱菔子

莱菔子味辛、甘，性平。具有消食除胀，降气化痰的功效。适用于食积气滞，咳喘痰多，胸闷食少，高血压，高脂血症，脑出血后遗症，便秘，咳嗽，小便不通等病症。

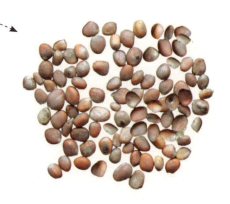

陈皮

陈皮味辛、苦，性温。具有理气健脾，燥湿化痰的功效。适用于脾胃气滞，呕吐，呃逆，胸痹，胃痛，咳嗽，消化不良等病症。

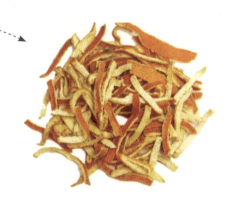

玫瑰

玫瑰味甘、微苦，性温。具有理气解郁，和血止痛的功效。适用于肝胃气滞疼痛，食少呕恶，月经不调，跌打损伤，玫瑰糠疹，痤疮，心绞痛等病症。

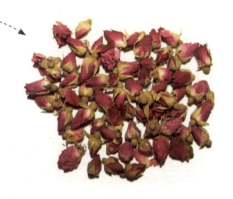

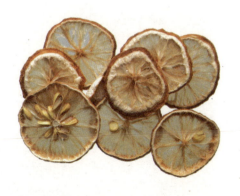

香橼

香橼味辛、微苦、酸，性温。具有理气疏肝，燥湿化痰的功效。适用于肝气郁结，胸胁胀痛，脘腹胀满，痰饮咳嗽，抑郁症，高脂血症，咳嗽等病症。

鸡内金大米粥

此粥具有健胃消食、温中止泻的功效。适用于调理脾胃气虚，泻下痰阻，咳嗽，消化不良，结石，胃炎等病症。

材料

鸡内金 6 克，陈皮 3 克，砂仁 2 克，大米 50 克，白糖适量。

做法

1. 将陈皮、鸡内金、砂仁研成细粉备用。

2. 大米洗净放入锅内烧开，加入药粉搅匀，煮至米汤黏稠后下入白糖即可。

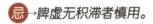忌→**脾虚无积滞者慎用。**

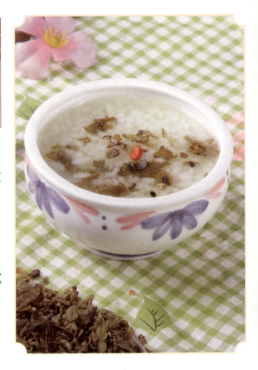

藿香粥

此粥具有降逆止呕、健脾开胃的功效。适用于调理脾胃湿阻，暑湿感冒，呕吐，溃疡性结肠炎等病症。

材料

鲜藿香 30 克，大米 100 克。

做法

1. 将鲜藿香洗净切碎放砂锅中加清水 500 毫升，煎取浓汁。

2. 将洗净的大米放入锅中和藿香汁一同熬煮至黏稠，调入白糖搅匀即可。

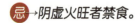忌→**阴虚火旺者禁食。**

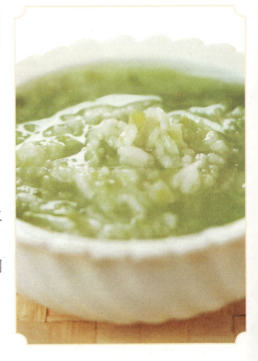

芦根大米粥

此粥具有清热止呕，补气健脾的功效。适用于调理脾虚食少，热病烦渴，胃热呕哕，呕吐，高脂血症等病症。

材料

鲜芦根 150 克，大米 100 克，白糖 40 克，清水适量。

做法

1. 将鲜芦根洗净切碎放砂锅中加入清水，煎取浓汁。

2. 将洗净的大米放入锅中和芦根汁一同熬煮至黏稠，调入白糖搅匀即可。

忌→脾胃虚寒者慎食芦根。

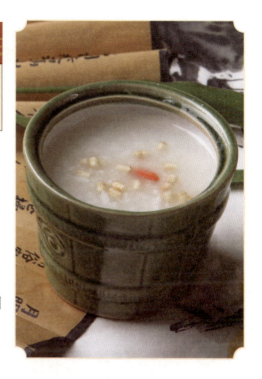

肉豆蔻莲子粥

此粥具有温中消食，涩肠止泻的功效。适用于调理脾虚食少，肾气不足，久泻久痢，抑郁症，失眠等病症。

材料

肉豆蔻 5 克，莲子（去芯）50 克，大米 350 克。

做法

1. 将肉豆蔻、莲子、大米洗净备用。

2. 将上述食材放入锅中，加适量的水熬煮至熟即可。

忌→大便燥结者禁止食用。

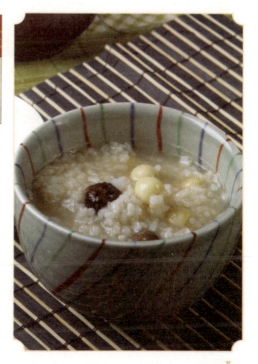

千层糕

本品具有行气活血，健脾消食的功效。适用于调理气滞疼痛，食少呕恶，月经不调，痤疮，心绞痛等病症。

材料

玫瑰面粉300克，咸鸭蛋黄碎2个，吉士粉3克，泡打粉、酵母各1克，黄油5克。

做法

1. 面粉、泡打粉和鲜酵母和成面团，咸蛋黄碎加吉士粉拌匀。

2. 面团擀开，抹黄油、蛋黄做成千层糕，蒸熟切件即可。

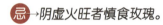→阴虚火旺者慎食玫瑰。

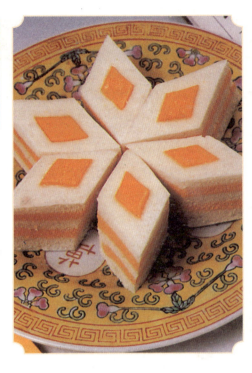

香橼郁金饮

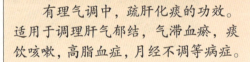

有理气调中，疏肝化痰的功效。适用于调理肝气郁结，气滞血瘀，痰饮咳嗽，高脂血症，月经不调等病症。

材料

香橼、郁金、香附、蜂蜜各10克。

做法

1. 将香橼、郁金香、香附洗净备用。

2. 香橼、郁金香、香附放入锅中熬制20分钟，取汁备用。

3. 将蜂蜜倒入搅匀即可。

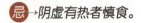→阴虚有热者慎食。

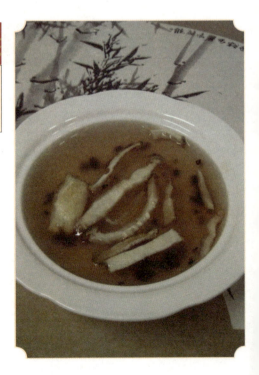

山楂麦芽饮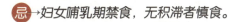

本品具有消食健胃，疏肝回乳的功效。适用于调理断乳，瘀阻疼痛，乳腺增生，消化不良，高血压等病症。

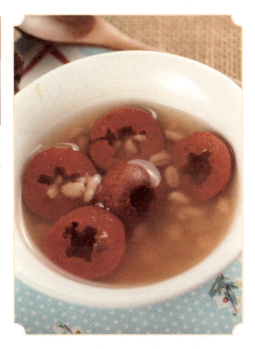

材料

炒山楂、炒麦芽各 10 ～ 15 克，红糖适量。

做法

1.山楂洗净去子备用。

2.把山楂、麦芽及红糖一同放入锅内，加水煎汤，煎沸 5 ～ 7 分钟后即可。

忌→妇女哺乳期禁食，无积滞者慎食。

莱菔子楂曲粥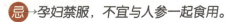

此粥具有健胃消食，降气散瘀的功效。适用于调理脾虚食滞，咳喘痰多，瘀阻疼痛，高血压，高脂血症等病症。

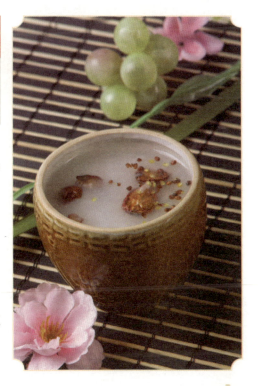

材料

莱菔子、山楂、神曲各 20 克，陈皮 10 克，大米 150 克。

做法

1.将莱菔子、山楂洗净，神曲打碎。

2.上述食材放入砂锅中，加水煮 20 分钟，取药汁。

3.大米、药汁、水放入锅中，煮至米粒软烂即可。

忌→孕妇禁服，不宜与人参一起食用。

郁李仁炒鸡丁

本品具有益气温脾，补肾利水的功效。适用于调理食少纳呆，小便频数，水肿胀满，贫血，月经不调等病症。

材料

郁李仁 15 克，鸡胸肉 200 克，黄瓜 50 克，盐、料酒、水淀粉适量。

做法

1. 鸡肉切丁码味上浆滑油至熟，黄瓜洗净切成小块。

2. 锅中底油烧热下入黄瓜、鸡丁、郁李仁、盐、料酒炒熟，水淀粉勾芡即可。

忌→凡实证、邪毒未清者慎用。

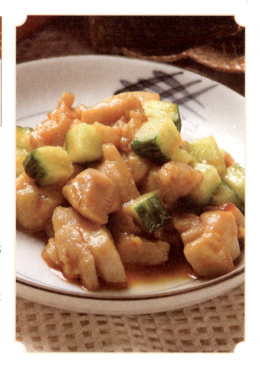

芝麻淮粉羹

本品具有益气养血，补脾肺肾的功效。适用于调理脾气虚弱，头晕眼花，肺虚咳嗽，高脂血症等病症。

材料

黑芝麻 30 克，淮山药 50 克，白糖 20 克，清水适量。

做法

1. 将黑芝麻、淮山药研制成粉待用。

2. 锅中水烧沸下入黑芝麻、淮山粉搅匀，熬至黏稠加白糖即可。

忌→湿盛或有实邪积滞者禁食山药。

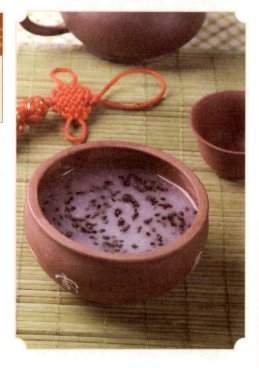

芡实薏苡仁燕麦粥

本品具有益气健脾，补肾润肠的功效。适用于调理虚劳骨蒸，水肿，头晕眼花，贫血，高脂血症，便秘等病症。

材料

芡实20粒，薏苡仁40克，陈皮10克，燕麦30克。

做法

1. 芡实、薏苡仁、燕麦米淘洗干净。

2. 所有材料一同放入砂锅中，加入适量清水煮至米粒熟软即可。

忌→大小便不利者禁服芡实。

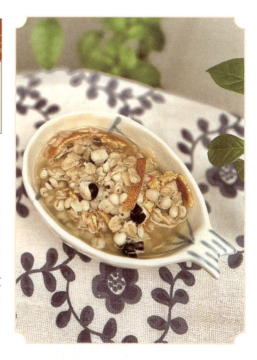

香芦干贝

本品具有滋阴通便，补脾益肾的功效。适用于调理尿频，食欲缺乏，失眠健忘，高脂血症，动脉粥样硬化等病症。

材料

干贝8粒，芦荟6块，桂圆4只，枸杞子、盐适量。

做法

1. 干贝用水发好，芦荟洗净切成菱形块，枸杞子洗净备用。

2. 干贝酿入芦荟中蒸4分钟。桂圆洗净去皮与干贝、枸杞子码盘后加盐调味。

忌→痛风、海鲜过敏者不宜食用。

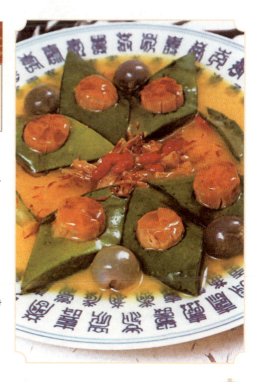

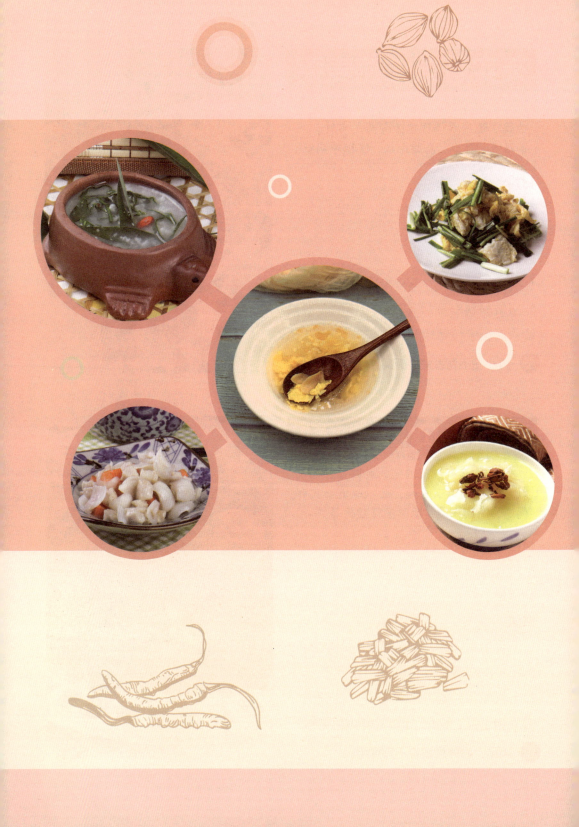

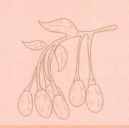

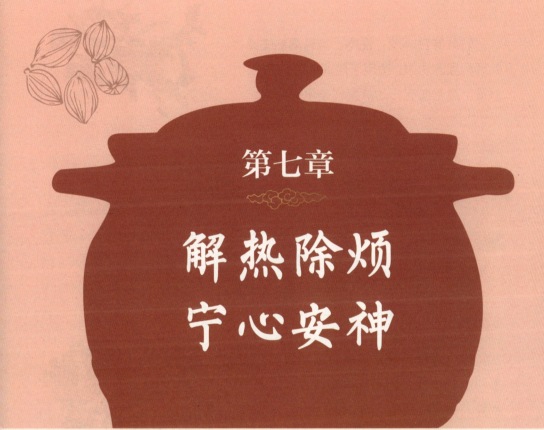

第七章

解热除烦
宁心安神

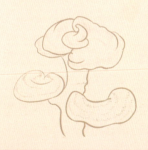

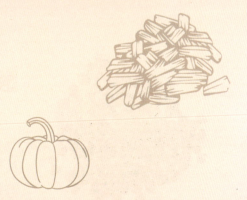

药膳食材 top 榜

竹叶

竹叶味甘、淡，性寒。具有清热生津，除烦利尿的功效。适用于热病烦渴，口疮，尿黄，高脂血症，动脉粥样硬化等病症。

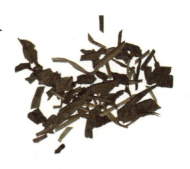

茭白

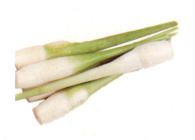

茭白味甘，性寒。具有清热解毒，通利二便的功效。适用于烦热消渴，二便不通，黄疸，痢疾，糖尿病，肥胖等病症。

绿豆

绿豆味甘，性寒。具有清热解毒，消暑利水的功效。适用于疮痈肿毒，烦渴，水肿，中暑，口疮，高脂血症，荨麻疹等病症。

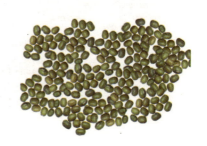

酸枣仁

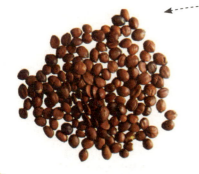

酸枣仁味甘、酸，性平。具有宁心安神，生津敛汗的功效。适用于心悸，健忘，失眠，焦虑症，更年期综合征，阿尔茨海默病（老年痴呆）等病症。

桂圆

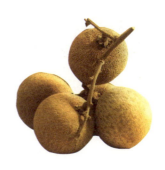

　　桂圆味甘，性温。具有补益心脾，养血安神的功效。适用于思虑过度，惊悸，失眠，高脂血症，焦虑，贫血等病症。

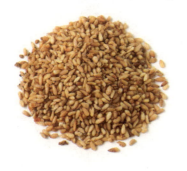

柏子仁

　　柏子仁味甘，性平。具有养心安神，润肠通便的功效。适用于心悸健忘，肠燥便秘，失眠，老年便秘等病症。

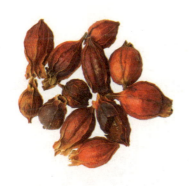

栀子

　　栀子味苦，性寒。具有泻火除烦，清热利湿的功效。适用于热病心烦，湿热黄疸，血热吐衄，高血压，动脉粥样硬化等病症。

百合

　　百合味甘，性微寒。具有养阴润肺，清心安神的功效。适用于阴虚燥咳，失眠，慢性支气管炎，更年期综合征，抑郁症等病症。

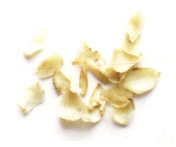

竹叶菠菜粥

此粥具有清热除烦，健脾利尿的功效。适用于调理热病烦渴，尿黄，脾胃气虚，高脂血症，动脉粥样硬化等病症。

材料

竹叶10克，大米、菠菜各50克，清水适量。

做法

1. 竹叶洗净放入锅中，煎煮取汁；菠菜洗净切碎。

2. 用竹叶汁、大米煮粥，待粥熟时加入菠菜即可。

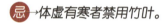 忌 → 体虚有寒者禁用竹叶。

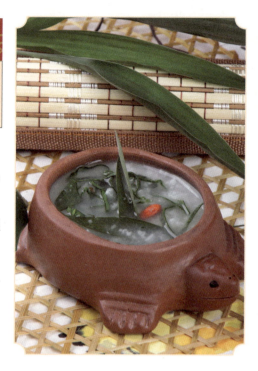

口蘑烧茭白

本品具有清热除烦，通利二便的功效。适用于调理烦热消渴，二便不通，痢疾，黄疸型肝炎，糖尿病等病症。

材料

茭白1500克，干口蘑10克，葱、姜、胡萝卜，水淀粉、油、料酒、糖、盐适量。

做法

1. 茭白洗净去皮切条，干口蘑放入碗中泡软后切片，葱、姜、胡萝卜洗净切片。

2. 锅中放入油，下上述食材炒熟，加调料调味，水淀粉勾芡即可。

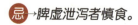 忌 → 脾虚泄泻者慎食。

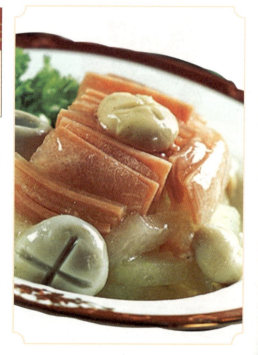

红苋菜豆腐汤

此汤具有清热解毒，补气凉血的功效。适用于调理脾气虚弱，肥胖，贫血，细菌性痢疾等病症。

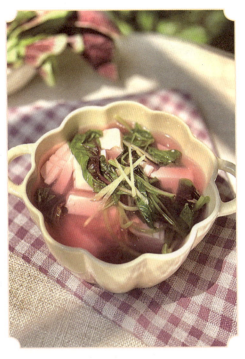

材料

红苋菜250克，嫩豆腐1块，姜丝适量，盐、植物油各少许。

做法

1.红苋菜择洗干净，切小段；豆腐切小块。

2.锅中倒油烧热，炒香姜丝，放入苋菜翻炒均匀，倒入清水、豆腐、盐煮熟即可。

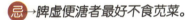 忌→脾虚便溏者最好不食苋菜。

栀子浓汤烩鱼肚

本品具有解热除烦，补肾凉血的功效。适用于调理热病心烦，湿热黄疸，滑精，肝炎，动脉粥样硬化等病症。

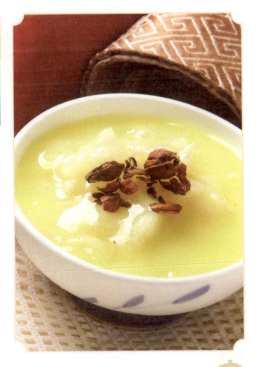

材料

栀子12克，油发鱼肚75克，盐、糖、水淀粉适量。

做法

1.鱼肚切丝焯水，栀子打碎备用。

2.锅中放栀子、鱼肚丝、清水煮熟后调盐、糖，水淀粉勾芡即可。

忌→脾虚或痰湿盛者不宜食用。

翡翠糕

本品具有清热除烦，消暑利水的功效。适用于调理疮痈肿毒，水肿，小便不利，口疮，高脂血症，荨麻疹等病症。

材料

绿豆 100 克，琼脂 5 克，糖 25 克。

做法

1. 将绿豆洗净蒸熟过箩。

2. 锅中加琼脂、糖、绿豆，熬 20 分钟倒入模具放凉即可。

忌→素体阳虚、脾胃虚寒者慎食。

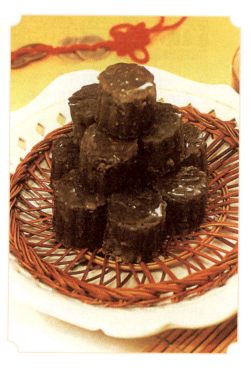

百合银耳粥

此粥具有清热安神，养阴润肺的功效。适用于调理阴虚有热，虚劳咳嗽，津少口渴，病后体虚，焦虑症等病症。

材料

百合 100 克，银耳 10 克，枸杞子 2 克。

做法

1. 将银耳泡发洗净，大米淘洗干净。

2. 大米、百合、银耳一起放入锅中，加水适量，小火煮至粥熟，加冰糖即可。

忌→风寒咳嗽及中寒便溏者忌食。

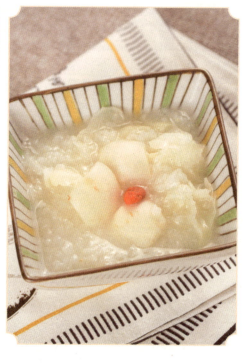

百合炒鸡丁

本品具有清心安神，温中润肺的功效。适用于调理阴虚燥咳，腹泻下痢，更年期综合征，失眠，抑郁症等病症。

材料

鲜百合50克，鸡胸肉300克，胡萝卜75克，葱、姜、酱油、盐、淀粉适量。

做法

1. 百合洗净，鸡胸肉切丁码味上浆，胡萝卜洗净切丁焯水，葱姜洗净切丁。

2. 鸡丁温油滑熟备用，锅留底油下所有食材和调料炒匀。

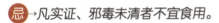→凡实证、邪毒未清者不宜食用。

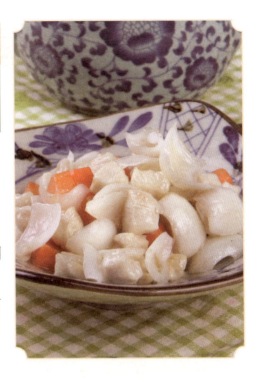

柏子仁烧甲鱼

本品具有滋肾清热，养心安神的功效。适用于调理肾阴亏虚，心悸失眠，便秘，高血压，冠心病，贫血等病症。

材料

甲鱼1只，柏子仁、栗子各30克，葱、姜、盐适量。

做法

1. 甲鱼宰杀后处理干净，剁成小块焯水；葱、姜洗净，切片。

2. 锅内放清水、葱、姜、甲鱼、栗子、柏子仁、盐炖至肉软烂即可。

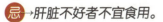→肝脏不好者不宜食用。

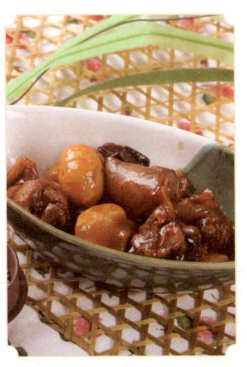

升麻炒鸡蛋

本品具有清热除烦，补肾润燥的功效。适用于调理肾阳虚，里寒腹痛，热病烦闷，高血压，遗精，打嗝等病症。

材料

升麻4克，韭菜200克，鸡蛋6个，盐适量。

做法

1. 升麻洗净研粉，把升麻粉放入鸡蛋搅匀；韭菜洗净切成段。

2. 锅中放底油，把鸡蛋放入锅内炒熟，下韭菜一起炒匀加盐调味即可。

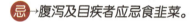忌 → 腹泻及目疾者应忌食韭菜。

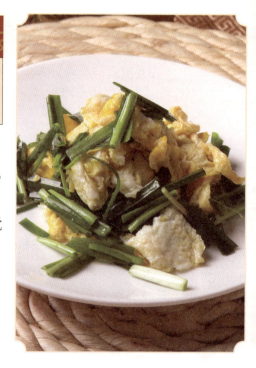

百合鸡蛋羹

此粥具有健脾敛汗，宁心安神的功效。适用于调理脾虚食少，心悸失眠，体虚自汗、盗汗，焦虑等病症。

材料

鸡蛋2个，百合100克，盐3克，味精、香油少许。

做法

1. 百合置清水中浸泡一夜；鸡蛋磕入碗中，去蛋清留蛋黄搅匀。

2. 把百合放入锅中，加水煮1小时后倒入蛋黄液、盐、鸡精和香油即可。

忌 → 孕妇不宜多食。

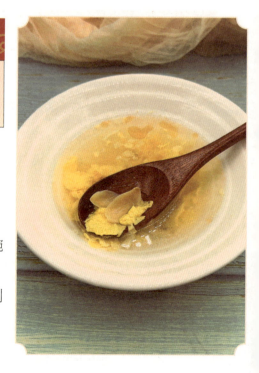

桂圆糯米粥

此粥具有补益心脾，养血安神的功效。适用于调理心悸怔忡，健忘，贫血，失眠，更年期综合征等病症。

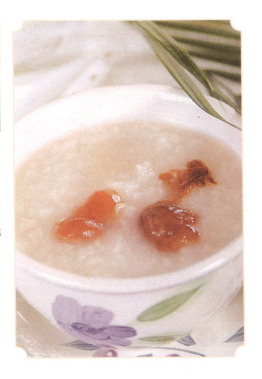

材料

糯米、鲜桂圆各 100 克，冰糖适量。

做法

1. 糯米洗净，用水浸泡 3 小时；桂圆洗净去壳、核备用。

2. 锅中放入糯米、清水，煮至米烂粥稠，再加入桂圆肉，略煮片刻，放入冰糖。

忌→外感实邪、痰饮胀满者勿食。

桂圆酥鸭

本品具有养血安神，和胃养阴的功效。适用于调理病后体弱，食欲缺乏，失眠健忘，营养不良，焦虑等病症。

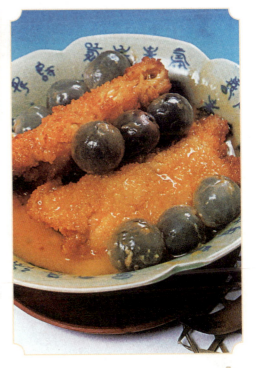

材料

熟脱骨麻鸭 500 克，桂圆肉 100 克，鸡蛋糊、面包粒、柠檬汁适量。

做法

1. 鸭肉切块，沾面拖蛋，再沾面包粒，平底锅煎熟后入盘。

2. 柠檬汁与桂圆肉制成汁后浇在酥鸭上即可。

忌→外感未清、脾虚便溏者不宜食用鸭肉。

龙子香菇

本品具有养血安神，扶正补虚的功效。适用于调理正气衰弱，神倦乏力，惊悸怔忡，贫血，失眠，焦虑等病症。

材料

鲜桂圆100克，鲜香菇1只，枸杞子2克，盐适量。

做法

1. 鲜桂圆洗净去皮，香菇、枸杞子洗净。
2. 以上食材加水一起蒸制35分钟，原汁加盐调味即可。

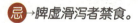 →脾胃寒湿气滞者禁食香菇。

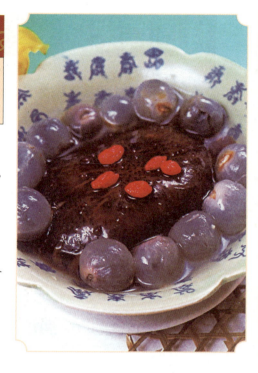

桂圆枇杷

本品具有养心安神，滋阴润肺的功效。适用于调理思虑过度，失眠健忘，贫血，慢性支气管炎，焦虑等病症。

材料

枇杷300克，桂圆100克，咸桂花、冰糖、盐适量。

做法

1. 枇杷去核加入糖、盐后制成蜜汁枇杷。
2. 将桂圆与桂花混合后酿入枇杷中即可。

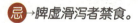 →脾虚滑泻者禁食。

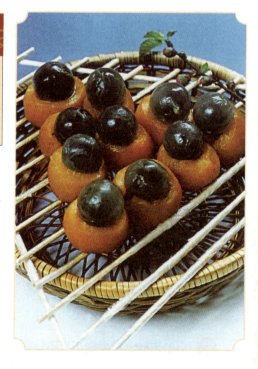

金瓜桂圆

本品具有活血通络，养血安神的功效。适用于调理神经衰弱，失眠健忘，月经不调，关节酸痛，贫血等病症。

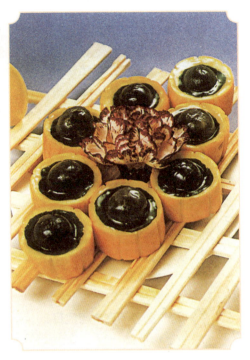

材料

鲜桂圆 250 克，金瓜 200 克，琼脂、盐、糖适量。

做法

1. 金瓜切段、焯水，用糖浸入味。
2. 桂圆去皮，酿金瓜中，注入琼脂即可。

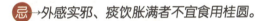忌→外感实邪、痰饮胀满者不宜食用桂圆。

薏苡金裹银

本品具有解暑除烦，健脾利湿的功效。适用于调理身热烦躁，水肿，消化不良，慢性肠炎，癌症等病症。

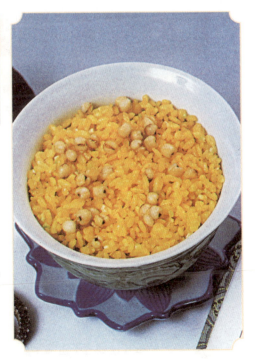

材料

大米 100 克，薏苡仁 50 克，蛋黄 2 个，芥蓝 30 克，菠萝 20 克。

做法

1. 大米、薏苡仁洗净，煮至八成熟。
2. 蛋黄裹在捞出的米饭上后入烤箱烤熟。
3. 芥蓝、菠萝洗净切粒焯水，和大米、薏苡仁一起炒香即可。

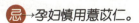忌→孕妇慎用薏苡仁。

银耳绿米粥

此粥具有补脾润肺，清热除烦的功效。适用于调理脾虚食少，咳嗽，身热烦躁，营养不良，冠心病等病症。

材料

免淘绿米 50 克，银耳 10 克。

做法

1. 银耳水发，撕成小块。

2. 绿米加水熬 10 分钟后，加银耳熬稠即可。

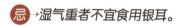→湿气重者不宜食用银耳。

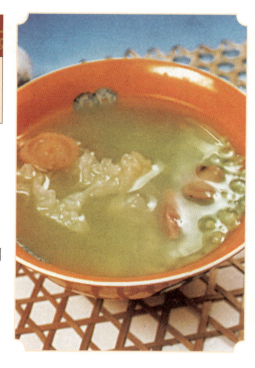

明珠葵花鲍

本品具有健脾益肾，养心安神的功效。适用于调理虚劳怔忡，泄泻，失眠健忘，月经不调，贫血等病症。

材料

圆粒鲍 24 只，金华火腿 25 克，干香菇 8 朵，桂圆 16 粒，盐、水淀粉适量。

做法

1. 圆粒鲍加入去皮的桂圆蒸 20 分钟，香菇发透去蒂切片，火腿切成片。

2. 将上述原料码成葵花形，蒸 10 分钟，加盐调味，勾芡即可。

忌→痛风和海鲜过敏者不宜食用。

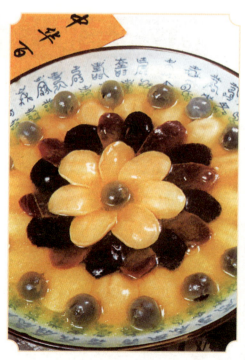

人参气锅乳鸽

本品具有健脾补肾，安神益智的功效。适用于调理气虚便溏，肾虚遗精，水肿，神经衰弱，贫血等病症。

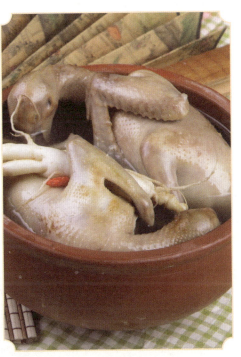

材料

人参1根，薏苡仁、淮山药各20克，乳鸽1只，葱、姜、盐适量。

做法

1. 人参切成片，鸽子宰杀后处理干净，葱姜洗净切片。

2. 所有食材加盐调好口味，蒸45分钟。

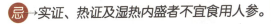 忌→实证、热证及湿热内盛者不宜食用人参。

玉珠鱼肚

本品具有补肾健脾，安神消肿的功效。适用于调理肾虚滑精，劳伤心脾，脾虚，失眠健忘，高血压，贫血等病症。

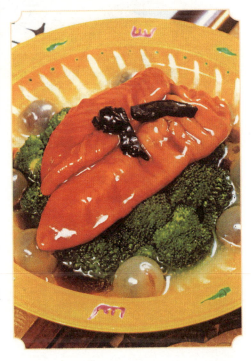

材料

水发鳗鱼肚2根，黄精0.2克，桂圆8粒，西蓝花100克，盐适量。

做法

1. 桂圆洗净去皮，西蓝花洗净切块备用。

2. 西蓝花与桂圆清炒后加盐垫在盘中。

3. 鱼肚与黄精同蒸20分钟后，原汁加盐入味扒在菜上。

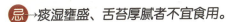 忌→痰湿壅盛、舌苔厚腻者不宜食用。

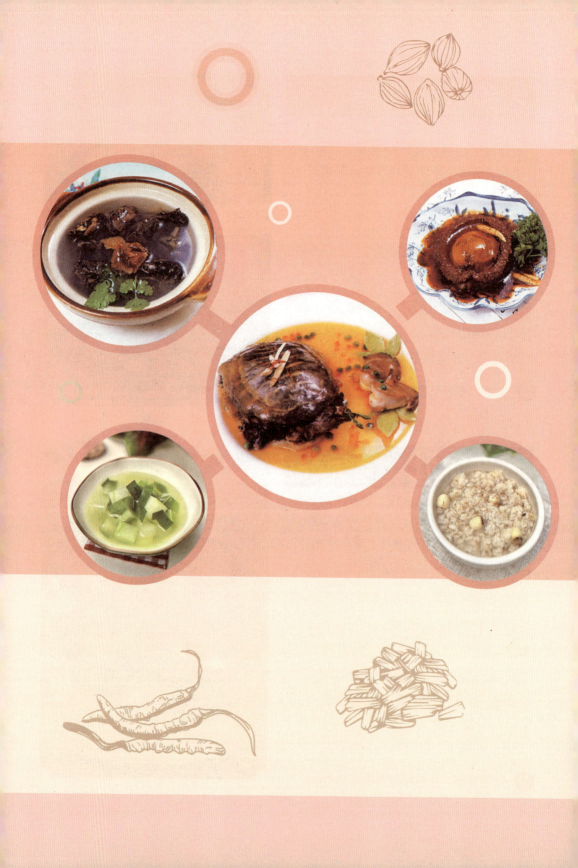

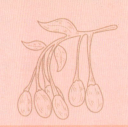

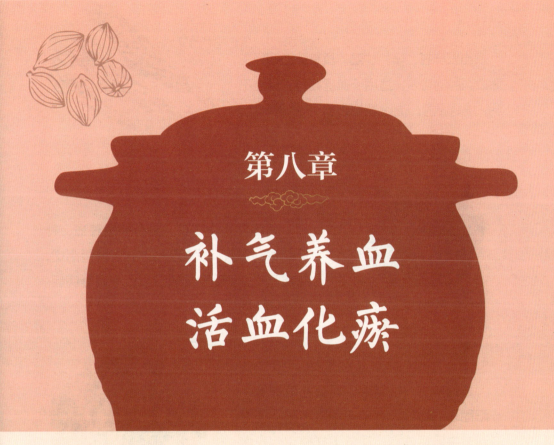

第八章

补气养血
活血化瘀

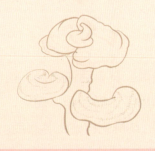

药膳食材 top 榜

当归

当归味甘、辛，性温。具有补血调经，活血润肠的功效。适用于血虚萎黄，月经不调，虚寒腹痛，动脉粥样硬化，头痛等病症。

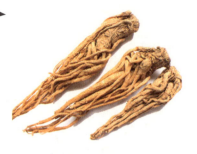

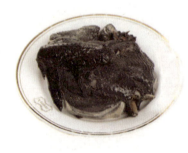

乌鸡

乌鸡性平、味甘。具有补气养血，补肝益肾的功效。适用于气血亏虚，肝肾阴虚，骨质疏松，佝偻病，贫血，月经不调等病症。

黄芪

黄芪味甘，性微温。具有补气健脾，升阳固表的功效。适用于中气下陷，便血崩漏，中风后遗症，动脉粥样硬化，高血压等病症。

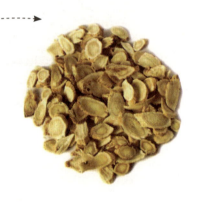

红花

红花味辛，性温。具有活血通经，祛瘀止痛的功效。适用于血瘀经闭，痛经，产后腹痛，跌打损伤，动脉粥样硬化等病症。

桃仁

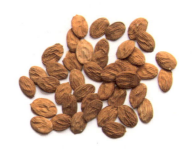

　　桃仁味苦、甘，性平。具有活血祛瘀，润肠止咳的功效。适用于痛经，肠痈，便秘，咳嗽，月经量少，冠心病等病症。

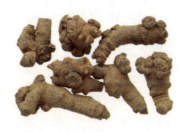

三七

　　三七味甘、微苦。具有化瘀止血，活血止痛的功效。适用于各种出血证，跌打损伤，冠心病，高血压，心律失常等病症。

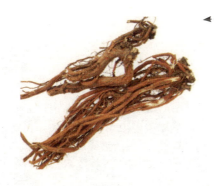

丹参

　　丹参味苦，性微寒。具有活血祛瘀，凉血消痈的功效。适用于月经不调，冠心病，肝纤维化，脑梗死，慢性心力衰竭等病症。

牛膝

　　牛膝味苦、甘、酸，性平。具有活血通经，补肝益肾的功效。适用于闭经，痛经，水肿，高血压，骨质增生等病症。

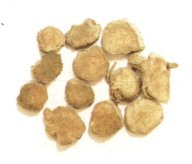

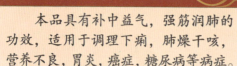

麦冬鹌鹑

本品具有补中益气，强筋润肺的功效，适用于调理下痢，肺燥干咳，营养不良，胃炎，癌症，糖尿病等病症。

材料

鹌鹑1只，水发香菇15克，水发麦门冬3克，枸杞子1克，盐、黄酒、老抽适量。

做法

1. 鹌鹑洗净剁成块，加老抽、黄酒入味后煎好；香菇洗净切块备用。

2. 所有食材一同蒸65分钟后加盐调味。

忌→高脂血症患者不宜多食。

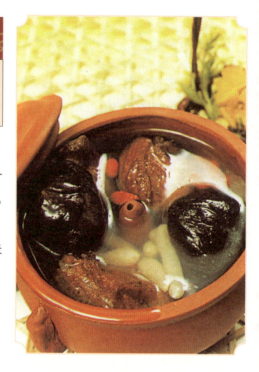

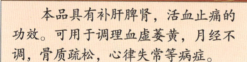

当归乌鸡

本品具有补肝脾肾，活血止痛的功效。可用于调理血虚萎黄，月经不调，骨质疏松，心律失常等病症。

材料

乌鸡1只，当归4克，枸杞子3克，生姜6克，盐、豆苗适量。

做法

1. 乌鸡经处理后洗净焯水，生姜洗净切片，豆苗洗净备用。

2. 乌鸡加入当归、生姜片、枸杞子后蒸65分钟，撒豆苗、加盐调味即可。

忌→感冒发热、痰湿内阻者忌食。

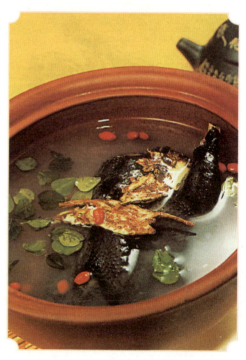

红参乌骨鸡

本品具有补气养血，补肾健脾的功效。适用于调理失眠健忘，气血亏虚，骨质疏松，支气管哮喘等病症。

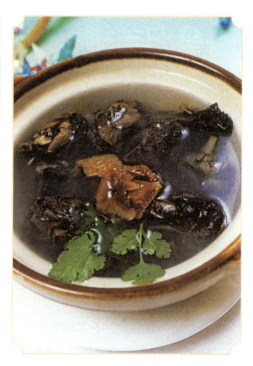

材料

乌鸡 260 克，红参 5 克，黄酒、盐适量。

做法

1. 乌鸡洗净切块后焯水，红参洗净。

2. 上述食材上笼蒸 45 分钟后，加盐调味即可。

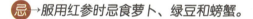 **忌** → 服用红参时忌食萝卜、绿豆和螃蟹。

芪杞烤乌鸡

本品具有补气健脾，补肾滋阴的功效。适用于调理气血亏虚，腹泻，气虚自汗，骨质疏松，月经不调等病症。

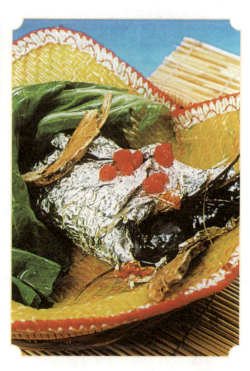

材料

乌鸡腿 1 只，枸杞子 10 克，黄芪、香茅草各 4 克，黄酒、盐、胡椒粉适量。

做法

1. 乌鸡腿加入黄芪、枸杞子、黄酒、盐、胡椒粉等腌制 40 分钟。

2. 用香茅草捆住鸡腿，再包锡纸烤熟即可。

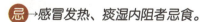 **忌** → 感冒发热、痰湿内阻者忌食。

参归羊排

本品具有温补气血，益肾活血的功效。适用于调理体虚怕冷，肾虚腰疼，病后体虚，贫血，心律失常等病症。

材料

仔羊排 1.25 千克，西洋参、黄芪各 2 克，当归 3 克，黄酒、老抽、盐适量。

做法

1.仔羊排焯水后，加黄酒、老抽腌入味。

2.锅中放羊排，清水，西洋参，黄芪，当归，盐煮至羊排软烂即可。

忌→发热者禁食，不可与西瓜一同食用。

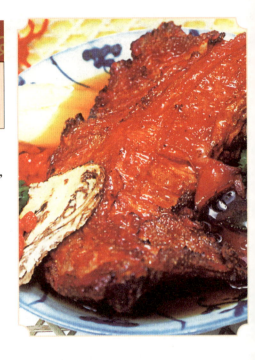

红花荷包燕

本品具有益气和中，活血化痰的功效。适用于调理肺痨咳嗽，脾胃虚弱，腹痛，营养不良，痛经等病症。

材料

水发燕窝 10 克，藏红花汁适量，玉子豆腐 2 管，枸杞子 16 粒，鸡蛋液、豆苗、盐适量。

做法

1.将玉子豆腐与鸡蛋、枸杞子、豆苗制成荷包，蒸 4 分钟。

2.燕窝蒸 30 分钟，藏红花汁加盐浇在菜肴上即可。

忌→痛风和海鲜过敏者慎食。

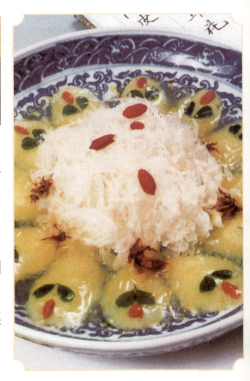

黑豆山楂粥

本品具有活血化瘀，滋肾养血的功效。适用于调理头晕，腰痛，饮食积滞，月经不调，动脉粥样硬化等病症。

材料

大米 70 克，山楂 20 克，黑豆 30 克，白糖 3 克。

做法

1. 大米、黑豆均洗净，泡发；山楂洗净，切成薄片。

2. 锅置火上，加入清水，放入大米、黑豆煮熟。加入山楂片、白糖煮至浓稠。

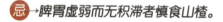忌→**脾胃虚弱而无积滞者慎食山楂。**

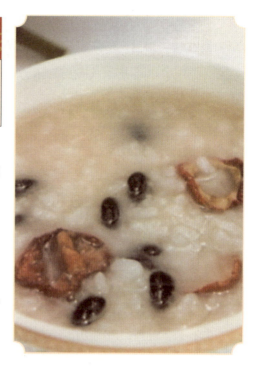

杞红鲍鱼

本品具有补气滋阴，清热通淋的功效。适用于调理头晕目眩，骨蒸劳热，气阴两伤，贫血，糖尿病等病症。

材料

圆粒鲍 9 只，西洋参 0.5 克，盐适量。

做法

1. 鲍鱼焯水后与西洋参同煲 2 小时。

2. 清水加盐入味，勾芡放入鲍鱼即可。

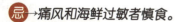忌→**痛风和海鲜过敏者慎食。**

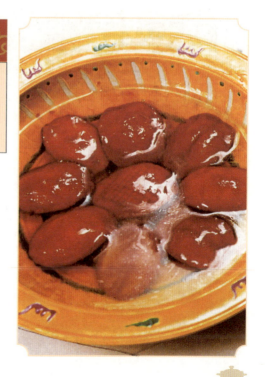

芪参鲍鱼

本品具有补气健脾，活血化瘀的功效。适用于调理小便不利，痛经，体质虚弱，高血压，月经不调等病症。

材料

鲜青边鲍鱼1只，黄芪3克，太子参2克，藏红花1克，糖、盐适量。

做法

1. 鲜青边鲍鱼清洗后处理干净。

2. 鲍鱼、黄芪、太子参、藏红花同煲12小时左右，加盐、糖调味即可。

忌→表实邪盛、疮疡初起不宜用黄芪。

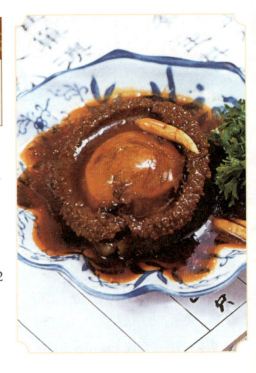

霸王戏蛙

本品具有补气滋阴，清热通下的功效。适用于调理肝热上逆，骨蒸劳热，气虚自汗，高血压，高脂血症等病症。

材料

甲鱼1只，听装鲍鱼2只，黄芪3克，鸡肉泥100克，盐、黄酒适量。

做法

1. 甲鱼洗净处理干净，加黄芪上笼蒸2小时。

2. 鲍鱼与鸡肉泥等制成青蛙，上笼蒸6分钟，加盐调味即可。

忌→孕妇、胃肠功能不好者不宜食用甲鱼。

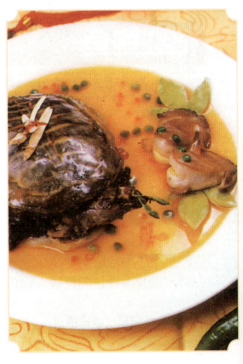

丹参烧大鳝

本品具有补气活血，祛风强筋的功效。适用于调理气血不足，脘腹疼痛，风湿痹证，冠心病心绞痛等病症。

材料

白鳝350克，丹参3克，糖、黄酒、生抽、蚝油适量。

做法

1. 白鳝清洗后处理干净，切成厚片，煎成金黄色。

2. 丹参与黄酒、糖、生抽、蚝油上笼蒸25分钟后，与白鳝同烧即可。

忌→孕妇及月经过多的女性不宜食用丹参。

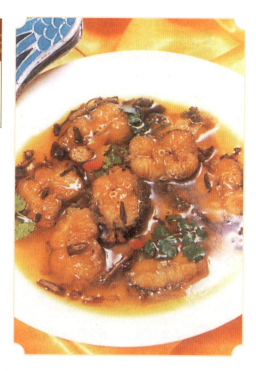

乌龙穿凤翼

本品具有温中益肾，养血止血的功效。适用于调理食少，阳痿，小便频数，便血，营养不良，月经不调等病症。

材料

鸡翅200克，海参100克，枸杞子2克，糖、老抽、盐、黄酒适量。

做法

1. 鸡翅去骨后加糖、老抽、盐、黄酒入味，煎成金黄色。

2. 海参切成条后焯水，插入鸡翅中，加入枸杞子蒸15分钟即可。

忌→实证、邪毒未清者慎食。

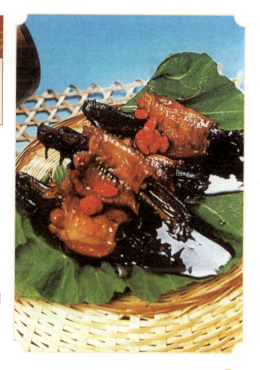

莲子锅巴粥

此粥具有益气养血，健脾安神的功效。适用于调理脾虚泄泻，遗精，心律不齐，高脂血症，阿尔茨海默病等病症。

材料

去芯莲子 30 克，米饭锅巴 70 克，白糖少许。

做法

1. 莲子洗净，米饭锅巴捣碎。
2. 将莲子、米饭锅巴和清水一同放入砂锅中，煮成莲子熟软的稀粥，加白糖调味。

忌→中满痞胀、大便燥结者禁食。

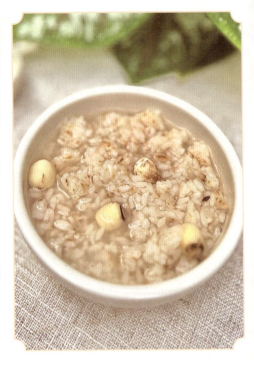

茯苓海胆

本品具有软坚化痰，活血化瘀的功效。适用于调理瘰疬痰核，疮痈，月经不调，头痛，冠心病，高血压等病症。

材料

活海胆 2 只，茯苓 3 克，川芎 1 克，海鲜汁适量。

做法

1. 海胆清洗后收拾干净，从中间劈开入盘蒸熟。
2. 茯苓、川芎与海鲜汁煮过后蘸食即可。

忌→痛风和海鲜过敏者慎食。

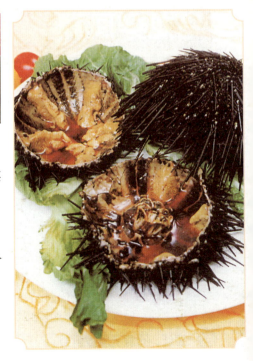

荷叶冬瓜汤

本品具有益气活血，清暑化湿的功效。适用于调理水肿胀满，暑热烦渴，高脂血症，各种出血证，高血压等病症。

材料

鲜荷叶半张，冬瓜 500 克，当归粉 2 克，盐少许。

做法

1. 荷叶洗净切小片，冬瓜处理好后切块。

2. 将荷叶、冬瓜、当归粉和清水放入砂锅内，煮至冬瓜熟软，加盐调味。

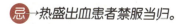→**热盛出血患者禁服当归。**

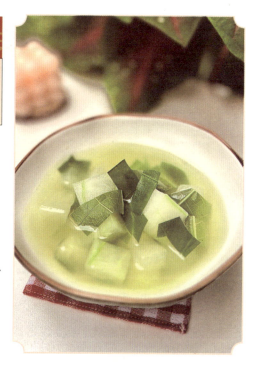

牛膝桃仁粥

此粥具有活血通经，健脾利水的功效。适用于调理痛经，跌打伤痛，尿少，心绞痛，高血压，骨质增生等病症。

材料

川牛膝 10 克，桃仁 25 克，大米 50 克。

做法

1. 先把大米、川牛膝洗净；桃仁用温水泡制 5 分钟去皮。

2. 锅中加水、川牛膝、桃仁和大米，熬熟后加入冰糖即可。

→**孕妇禁食。**

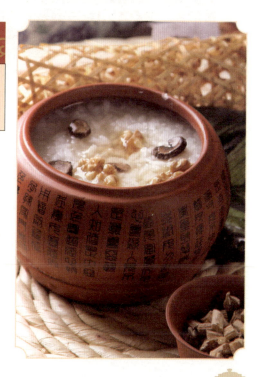

大蓟莲心蜜饮

本品具有活血散瘀，凉血止血的功效。适用于调理吐血，崩漏，食少，肾气不足，小便不利，高血压等病症。

材料

大蓟、莲子、蜂蜜各 100 克，地榆、牛膝各 15 克。

做法

1. 大蓟、莲子、地榆、牛膝分别洗净装入纱布袋中。
2. 加水煮 30 分钟，加入蜂蜜调好放凉。

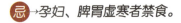 →**孕妇、脾胃虚寒者禁食。**

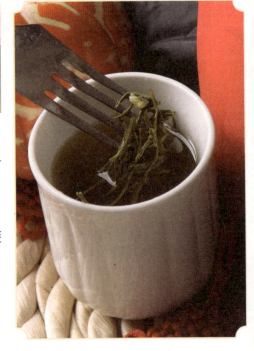

玫瑰花煎蛋

本品具有活血化瘀，滋阴润燥的功效。适用于调理胸胁胀痛，忧思郁结，瘀血腹痛，痛经，抑郁症，高脂血症等病症。

材料

新鲜可食用玫瑰花 100 克，鸡蛋 2 个，盐适量。

做法

1. 新鲜的食用玫瑰花瓣洗净，沥干水分；磕入两个鸡蛋，加少许盐调匀。
2. 平底锅放油烧热，倒入锅中煎至两面金黄即可。

忌 →**玫瑰花不能和茶叶一起冲泡。**

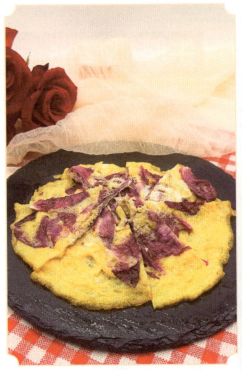

鲜姜红花荟

本品具有活血化瘀，杀虫止呕的功效。适用于调理腹痛，胸痹心痛，痈疖，呕吐，闭经，动脉粥样硬化等病症。

材料

鲜芦荟150克，鲜姜丝50克，红花2克，盐适量。

做法

1. 芦荟切成菱形块，焯水清炒后调味。

2. 鲜姜丝与红花同煮10分钟，调味。

忌→孕妇及脾胃虚弱者均不宜食用。

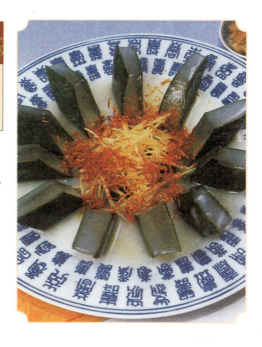

红花紫菜虾

本品具有活血托毒，补肾化痰的功效。适用于调理肾虚阳痿，瘿瘤，咳嗽，高血压，冠心病，高脂血症等病症。

材料

虾肉100克，枸杞子、青豆各2克，马蹄粒25克，藏红花汁、紫菜块、盐、黄酒、姜末适量。

做法

1. 虾与枸杞子、青豆、马蹄粒、盐、黄酒、姜拌匀。

2. 紫菜包入主料蒸熟，藏红花汁加盐调味浇在菜上即可。

忌→虚寒及血虚者慎食马蹄。

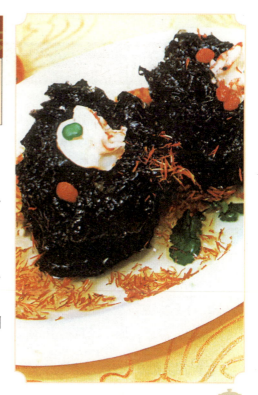

红花八爪

本品具有补气养血，益脾生肌的功效。适用于调理产后缺乳，津伤口渴，脾虚泄泻，高血压，脑血栓等病症。

材料

鲜八爪鱼 500 克，鲜荔枝肉 50 克，红花 1 克，黄酒、盐适量。

做法

1.鲜荔枝洗净后去皮，清炒后放入盘中。

2.鲜八爪鱼清洗后处理干净，同红花、盐、黄酒等一同烧制即可。

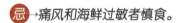

忌→痛风和海鲜过敏者慎食。

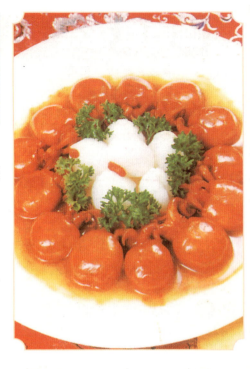

珍珠虾

本品具有活血行气，益气通乳的功效。适用于调理肾虚阳痿，产妇乳少，肺虚咳嗽，胸痹心痛，高血压等病症。

材料

北极甜虾 8 只，竹荪 5 克，川芎 3 克，马哈鱼子、青豆各 2 克，黄酒、盐适量。

做法

1.虾洗净处理干净后，加黄酒、盐腌入味。

2.竹荪发透后套在大虾身上，镶入马哈鱼子、青豆，加川芎蒸 6 分钟即可。

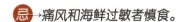

忌→痛风和海鲜过敏者慎食。

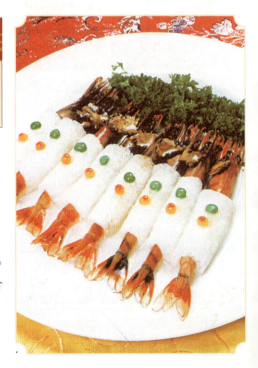

双花虾蝶

本品具有补肾通乳，活血祛瘀的功效。适用于调理肾虚阳痿，产妇乳少，月经不调，高脂血症，动脉粥样硬化等病症。

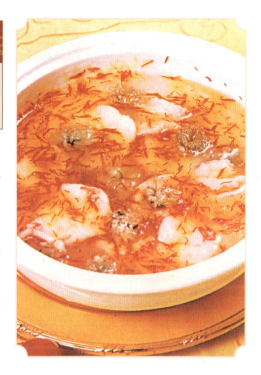

材料

大虾肉 100 克，藏红花、野菊花各 2 克，盐、水淀粉适量。

做法

1. 大虾洗净处理干净后切成"蝴蝶片"，加盐、水淀粉入味。

2. 清水加盐入味后加菊花、藏红花烧开，下入虾片即可。

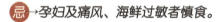忌→孕妇及痛风、海鲜过敏者慎食。

金钱鳝

本品具有益气祛风，活血止痛的功效。适用于调理风寒湿痹，月经不调，心律失常，动脉粥样硬化等病症。

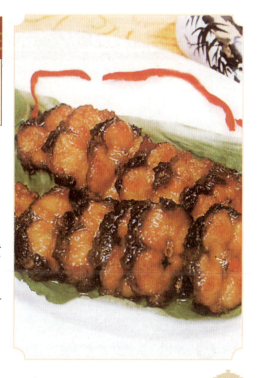

材料

白鳝 500 克，当归 3 克，红尖椒 10 克，芥菜叶 25 克，红烧汁适量。

做法

1. 白鳝宰杀后处理干净切片，煎成金黄色；当归煎煮后滤出汁液。

2. 将当归水、红烧汁、红尖椒、芥菜叶一起加入鳝鱼中烧熟即可。

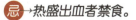忌→热盛出血者禁食。

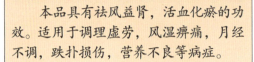

双花白鳝

本品具有祛风益肾，活血化瘀的功效。适用于调理虚劳，风湿痹痛，月经不调，跌扑损伤，营养不良等病症。

材料

白鳝250克，藏红花、菊花各2克，盐、黄酒适量。

做法

1. 白鳝洗净后处理干净切片，用黄酒、盐腌渍后煎成金黄色。

2. 菊花、藏红花放入清水蒸10分钟后，加盐调味，下白鳝再蒸6分钟即可。

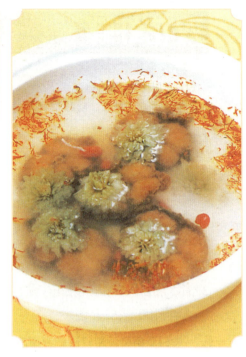

忌→**孕妇、热盛出血者禁食。**

金蝎鳕鱼

本品具有活血除湿，息风通络的功效。适用于调理跌打损伤，痉挛，中风，风湿，面瘫，三叉神经痛等病症。

材料

银鳕鱼300克，蝎子5只，鸡蛋1个，黄酒、盐、椒盐适量。

做法

1. 鸡蛋磕入碗中，打散；银鳕鱼洗净切成方块后，加盐、黄酒腌入味。

2. 蝎子入盐水中腌透，煎熟；银鳕鱼蘸全蛋液煎熟，撒上椒盐上桌。

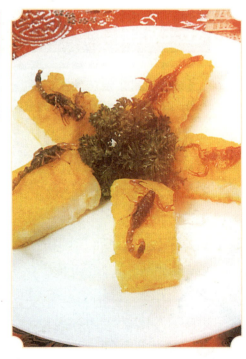

忌→**孕妇、久病体虚者不宜食用。**

红花鳕鱼

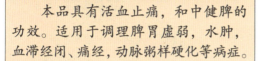

本品具有活血止痛，和中健脾的功效。适用于调理脾胃虚弱，水肿，血滞经闭、痛经、动脉粥样硬化等病症。

材料

鳕鱼750克，水发猴头菇50克，红花汁2克，盐适量，鸡蛋一个。

做法

1. 鳕鱼洗净切片后加盐入味，鸡蛋打散。

2. 鳕鱼蘸蛋液放入锅中滑熟。

3. 红花汁加盐、鳕鱼、猴头菇扒制即可。

忌→孕妇、皮肤疾患者不宜食用。

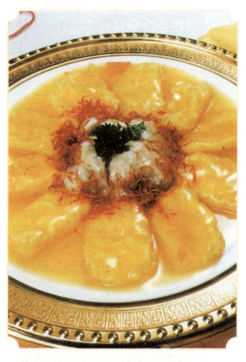

生地桃仁炒丝瓜

本品具有活血通络，清热凉血的功效。适用于调理胸胁疼痛，闭经，乳痛，水肿，高脂血症等病症。

材料

生地黄5克，核桃仁100克，丝瓜350克，银杏30克，植物油、盐适量。

做法

1. 生地黄，煮取药汁备用；丝瓜洗净去皮切条焯水；核桃仁去皮炒香。

2. 锅内放少许油，放入所有食材和生地汁，炒熟加盐调味即可。

忌→痰火积热、阴虚火旺者不宜食用核桃仁。

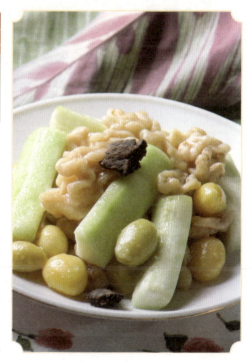

翡翠蟹

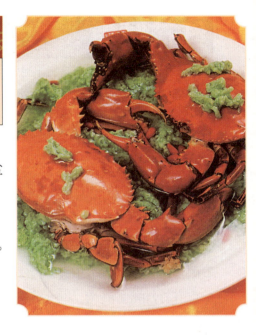

本品具有活血散瘀，清热解毒的功效。适用于调理湿热黄疸，产后腹痛，筋骨损伤，痛肿，便秘，痔疮等病症。

材料

肉蟹 2 只，菠菜叶 25 克，鲜奶 1 盒，盐适量。

做法

1. 菠菜洗净后焯水切末，鲜奶炒成翡翠底。
2. 肉蟹处理干净，蒸熟后原样码回。

忌 → **脾胃虚寒者慎食。**

抱子鞭花

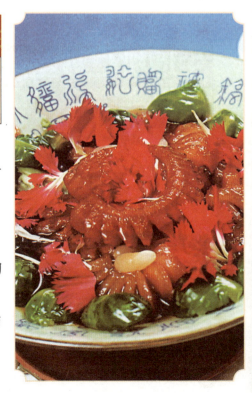

本品具有益气补肾，益胃利湿的功效。适用于调理肾虚阳痿，腰膝酸软，湿热黄疸，消化道溃疡疼痛等病症。

材料

牛鞭 250 克，抱子甘蓝 150 克，麦门冬 2 克，芙蓉花瓣 1 克，豆瓣酱、糖、盐、黄酒适量。

做法

1. 牛鞭洗净焯水切成花形，甘蓝洗净切成两半，芙蓉花用盐水泡。
2. 牛鞭加入调料干烧，抱子甘蓝清炒后撒芙蓉花即可。

忌 → **内有实火者不宜食用牛鞭。**

玫瑰枸杞鱼片汤

本品具有活血止痛，滋补肝肾的功效。适用于调理肝肾阴虚，食少呕恶，月经不调，乳汁不通，抑郁等病症。

材料

玫瑰花瓣50克，枸杞子25克，鱼片200克，盐、胡椒粉、水淀粉适量。

做法

1. 玫瑰花洗净切成丝，鱼片洗净加盐和水淀粉码味上浆备用。

2. 砂锅中加水、盐、胡椒粉、枸杞子、鱼片煮熟，撒上玫瑰花丝即可。

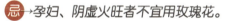

忌→孕妇、阴虚火旺者不宜用玫瑰花。

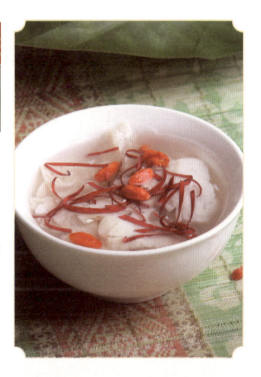

三七炖甲鱼

本品具有滋阴补肾，活血化瘀的功效。适用于调理腰膝酸软，泄泻，各种出血证，高血压，冠心病等病症。

材料

三七、锁阳各10克，小枣10枚，甲鱼1只，植物油、葱段、姜片、盐适量。

做法

1. 甲鱼宰杀好后处理干净并剁成小块，用少许油加葱、姜煸炒。

2. 甲鱼变软时加入三七、锁阳、小枣和适量的水，炖40分钟，加盐调味。

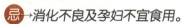

忌→消化不良及孕妇不宜食用。

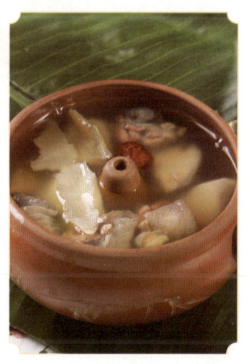

白及汤南瓜

本品具有补中益气，解毒止血的功效。适用于调理出血证，痈肿疮疡，消化不良，高脂血症，胃溃疡等病症。

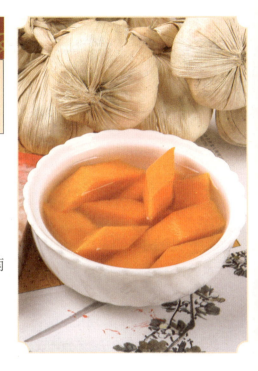

材料

白及 16 克，南瓜 200 克，冰糖 25 克。

做法

1. 南瓜洗净去皮切大块蒸熟。

2. 白及泡水发透后加冰糖熬化，淋在南瓜上即可。

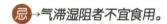忌→气滞湿阻者不宜食用。

杞花烤羊排

本品具有补气养血，活血化瘀的功效。适用于调理肾虚腰痛，病后虚寒，产后腹痛，风湿性关节炎等病症。

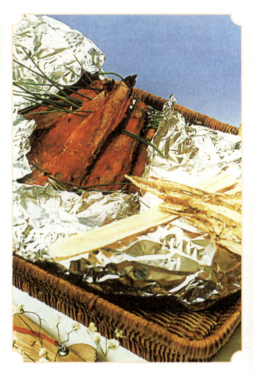

材料

小羊排骨 750 克，藏红花 1 克，黄芪 3 克，松枝 5 克，黄酒、盐适量。

做法

1. 羊排洗净后焯水，倒入黄酒、盐腌入味。

2. 羊排加松枝、藏红花、黄芪后挂麦芽糖烤制成熟即可。

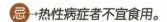忌→热性病症者不宜食用。

紫龙脱袍

本品具有活血化瘀，息风止痉的功效。适用于调理肾虚阳痿，肝风内动，痉挛抽搐，中风，口眼㖞斜，高脂血症等病症。

材料

虾、蝎子各10只，鲜荷叶1张，鸡蛋2个，椒盐、黄酒适量。

做法

1. 鸡蛋磕入碗中打散，大虾清洗后处理干净切开，鲜荷叶洗净垫在盘中。

2. 大虾、蝎子加入盐、黄酒入味后，蝎子插入大虾中煎熟，椒盐撒上即可。

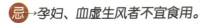忌→孕妇、血虚生风者不宜食用。

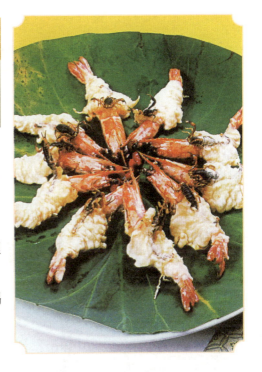

麻鸭金蝎

本品具有益气活血，祛风除湿的功效。适用于调理病后体弱，耳鸣耳聋，中风，肿瘤，三叉神经痛等病症。

材料

麻鸭750克，蝎子4只，黑、白芝麻仁各25克，鸡蛋液、盐、黄酒适量。

做法

1. 麻鸭清洗后处理干净，加入盐、黄酒腌入味后蒸熟。蝎子用盐水腌过，煎熟。

2. 鸭子去骨后分别蘸蛋液、芝麻仁，用平底锅煎至两面酥脆。

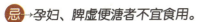忌→孕妇、脾虚便溏者不宜食用。

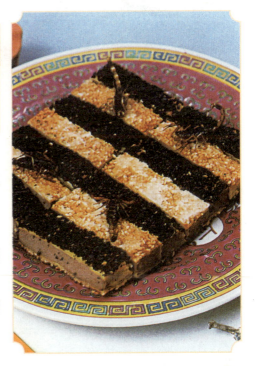

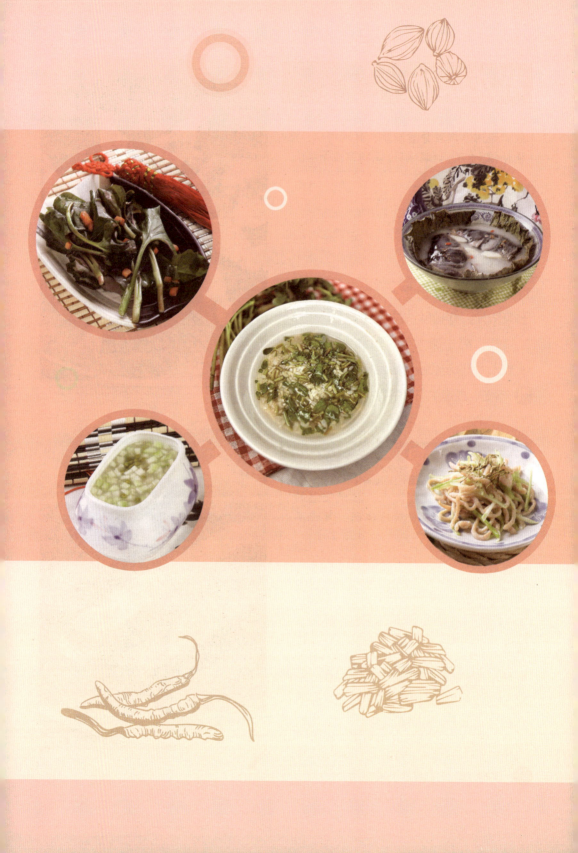

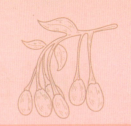
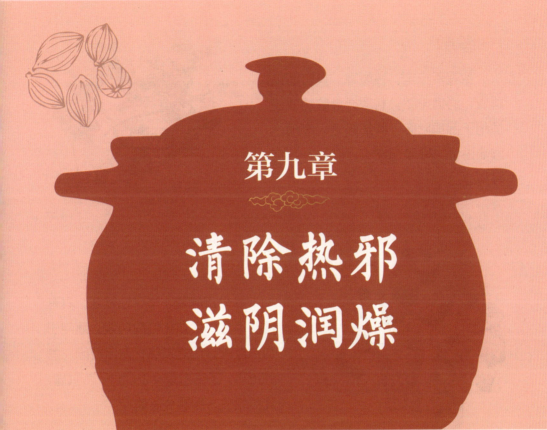

第九章

清除热邪
滋阴润燥

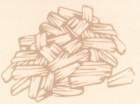
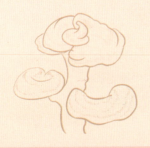

药膳食材 top 榜

鱼腥草

　　鱼腥草味辛，性微寒。具有清热解毒，消痈排脓，利尿通淋的功效。适用于肺痈吐脓，肺热咳嗽，疮痈，湿热淋证，呼吸道感染，肺炎，肿瘤等病症。

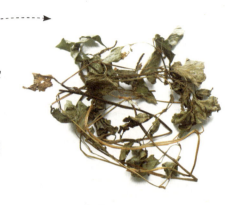

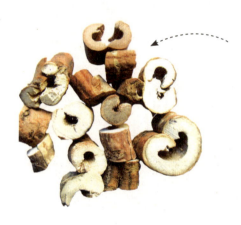

牡丹皮

　　牡丹皮味苦、辛，性微寒。具有清热凉血、活血化瘀的功效。适用于血热吐衄，阴虚发热，血滞经闭，痈肿疮毒，子宫内膜异位症，子宫肌瘤，乳腺增生，胆囊炎等病症。

银耳

　　银耳味甘，性平。具有滋阴润肺，养胃生津的功效。适用于虚劳咳嗽，痰中带血，津少口渴，气短乏力，支气管炎，神经衰弱，高血压等病症。

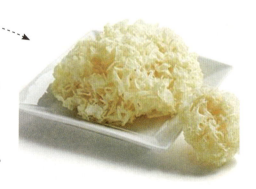

马齿苋

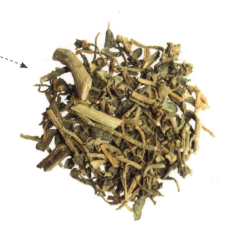

马齿苋味酸，性寒。具有清热解毒、凉血止痢的功效。适用于热毒血痢，崩漏，便血，痤疮，胃炎，高脂血症，动脉粥样硬化等病症。

绿豆芽

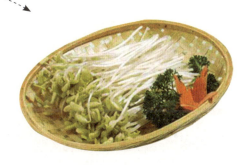

绿豆芽味甘，性寒。具有清热消暑、解毒利尿的功效。适用于暑热烦渴，酒毒，小便不利，高脂血症，肥胖，泌尿系统感染等病症。

河蚌

河蚌味甘、咸，性寒。具有清热解毒，滋阴明目，安神的功效。适用于烦热，消渴，血崩，带下，痔瘘，甲状腺功能亢进，高血压，高脂血症，胆囊炎，胆石症等病症。

凉拌鱼腥草

本品具有清热解毒，健脾清肝的功效。适用于调理脾虚食少，肺痈咳嗽，疮痛淋证，上呼吸道感染等病症。

材料

鱼腥草、胡萝卜各 10 克，糖、醋、蒜、生抽、鸡精适量。

做法

1. 将胡萝卜洗净去皮，切成小粒。蒜剥皮，洗净后切成末备用。

2. 将鱼腥草洗净切段，加入胡萝卜、蒜末、生抽少许，再加糖、醋、鸡精，拌匀。

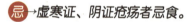 忌 → **虚寒证、阴证疮疡者忌食。**

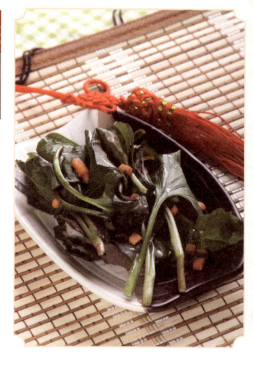

马蹄萝卜汁

本品具有清热润肺，生津止渴的功效。适用于调理消化不良，咳嗽痰多，肺热，便秘，高血压等病症。

材料

马蹄 200 克，白萝卜 100 克，温开水 150 毫升，蜂蜜少许。

做法

1. 马蹄去皮，洗净，切成小丁；白萝卜去蒂，洗净，切小丁。

2. 将马蹄和白萝卜一同放入榨汁机中，加入温开水和蜂蜜，搅打成细滑状。

忌 → **不宜与人参一同食用。**

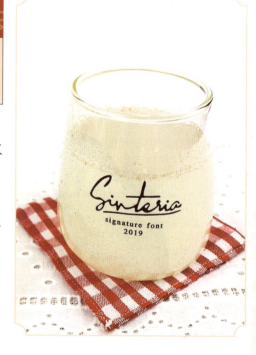

白豆蔻荷叶鱼头

本品具有清热化湿，健脾凉血的功效。适用于调理湿阻气滞，脘腹胀满，暑湿泄泻，血热吐衄，呕吐等病症。

材料

白豆蔻20克，大鱼头1只，鲜荷叶1张，玉竹、干百合各20克，姜片、葱段，盐适量。

做法

1. 鱼头处理后备用。
2. 锅中放油煎鱼头后加清水，食材，调料，烧至鱼头软烂。

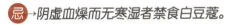 阴虚血燥而无寒湿者禁食白豆蔻。

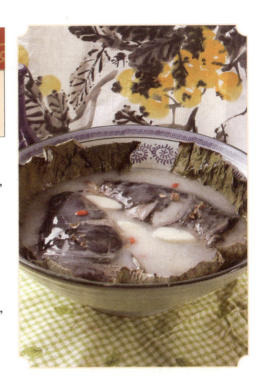

绿豆莲藕汁

本品具有清热利水，润肺健脾的功效。适用于调理脾虚倦怠，暑热烦渴，水肿，咳嗽，动脉粥样硬化等病症。

材料

绿豆20克，莲藕50克，蜂蜜少许。

做法

1. 绿豆洗净煮熟备用，再留出400毫升煮绿豆的水；莲藕去皮，洗净，切小丁。
2. 将绿豆、莲藕、蜂蜜和绿豆水一同放入榨汁机中，搅打成口感细滑状即可。

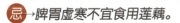 脾胃虚寒不宜食用莲藕。

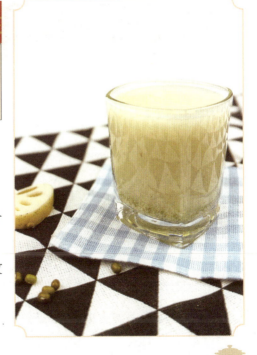

诃子绿豆丝瓜粥

此粥具有清热解毒，健脾通络的功效。适用于调理胸胁痛，久泻久痢，水肿，乳汁不通，高脂血症等病症。

材料

诃子10克，绿豆15克，丝瓜25克，大米50克。

做法

1. 诃子洗净捣碎，绿豆、大米洗净，丝瓜洗净切丁。

2. 锅中加水把诃子、绿豆、大米用武火煮25分钟后放丝瓜再煮15分钟即可。

忌→外邪未解、内有湿热者不宜食用诃子。

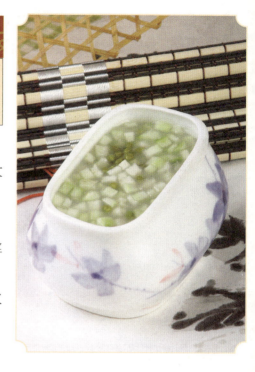

马齿苋粥

此粥具有益气止痢，清热解毒的功效。适用于调理脾胃气虚，热毒血痢，热毒疮疡，崩漏，便血等病症。

材料

大米100克，马齿苋40克。

做法

1. 大米淘洗干净；马齿苋洗净焯水，剁碎。

2. 锅置火上，加适量水及大米煮至粥黏稠软烂，加入马齿苋即可。

忌→脾胃虚寒者慎食此粥，孕妇禁食。

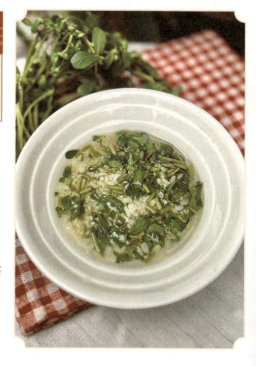

赤芍双花炒肉丝

本品具有清热活血，滋阴润燥的功效。适用于调理血热吐衄，目赤肿痛，痈肿疮疡，高血压，高血糖等病症。

材料

赤芍 30 克，金银花、西芹丝各 50 克，里脊肉丝 150 克，植物油、葱丝、姜丝、盐、胡椒粉适量。

做法

1. 赤芍、金银花煎煮取药汁。

2. 锅内放油，下所有材料炒熟即可。

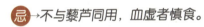 忌 →不与藜芦同用，血虚者慎食。

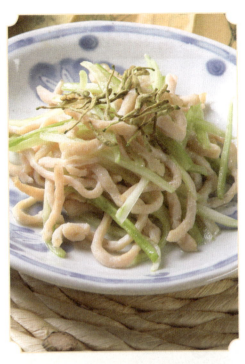

制大黄绿豆芽炒肉丝

本品具有清热解毒，滋阴利尿的功效。适用于调理积滞便秘，暑热烦渴，小便不利，痢疾，黄疸等病症。

材料

制大黄 6 克，绿豆芽 150 克，里脊丝 100 克，油、葱丝、姜丝、盐、胡椒粉、料酒、水淀粉适量。

做法

1. 猪里脊加料酒、盐、水淀粉码味滑熟，制大黄煎取浓汁。

2. 锅中入油加所有材料炒熟即可。

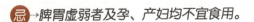 忌 →脾胃虚弱者及孕、产妇均不宜食用。

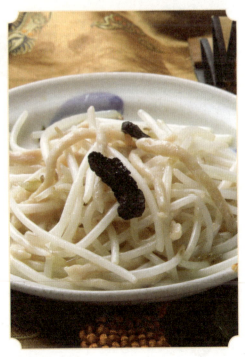

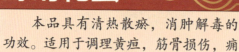

野菊花蟹

本品具有清热散瘀，消肿解毒的功效。适用于调理黄疸，筋骨损伤，痈肿疔毒，高血压，动脉粥样硬化等病症。

材料

花蟹 2 只 (600 克)，香菜 15 克，海鲜汁适量。

做法

1. 花蟹清洗后处理干净，剁成 6 块；香菜洗净切段。

2. 花蟹上笼蒸 7 分钟，撒入香菜，海鲜汁蘸食即可。

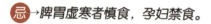

忌→**脾胃虚寒者慎食，孕妇禁食。**

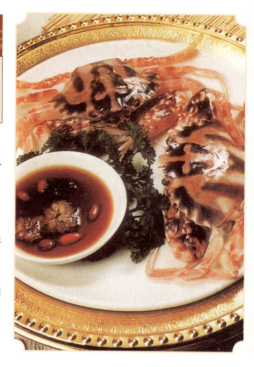

钩藤河蚌

本品具有清热解毒，滋阴缓急的功效。适用于调理烦热消渴，带下，脾胃不和，脘腹拘急，消化道溃疡等病症。

材料

河蚌 4 只，紫甘蓝 250 克，海鲜汁适量。

做法

1. 河蚌清洗后处理干净，上笼蒸 7 分钟。

2. 紫甘蓝洗净改刀后清炒垫入盘底，海鲜汁蘸食即可。

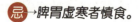

忌→**脾胃虚寒者慎食。**

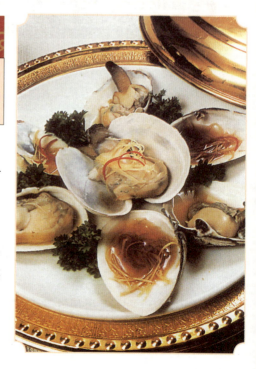

明子盘龙

本品具有清热化痰，清肝通络的功效。适用于改善病后虚弱，目赤，咳嗽痰多，风湿性关节炎，腹水等病症。

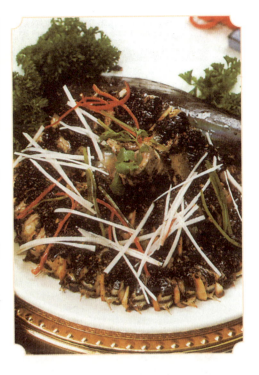

材料

白鳝1条，鲜春笋片50克，决明子碎3克，豆豉酱、黄酒、葱油适量。

做法

1. 白鳝宰杀去皮后打牡丹花刀，加黄酒腌浸入味；春笋镶入白鳝中。

2. 决明子加入豆豉酱中，均匀挂在鱼身上，蒸15分钟，取出，浇热葱油即可。

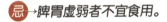 忌→*脾胃虚弱者不宜食用。*

金蹄踏雪

本品具有润肺化痰的功效。适用于调理消渴，热淋，咳嗽便秘等病症。

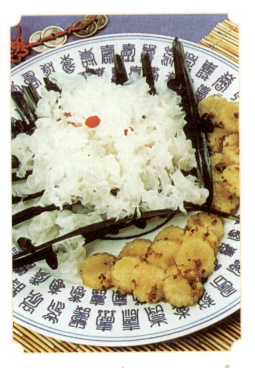

材料

鲜马蹄750克，水发银耳50克，熟松子5克，枸杞子2克，咸桂花酱、砂糖、蜂蜜、盐适量。

做法

1. 鲜马蹄去皮，洗净与咸桂花酱、砂糖等同煨10分钟。

2. 水发银耳焯水后，与蜂蜜、盐、枸杞子等同煨至软烂，撒松子即可。

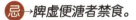 忌→*脾虚便溏者禁食。*

木贼天麻炖乌骨鸡

本品具有退热补肾，息风散热的功效。适用于调理虚劳羸瘦，骨蒸潮热，惊痫抽搐，遗精，神经衰弱等病症。

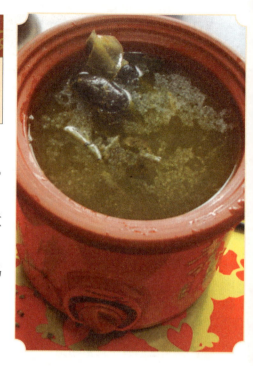

材料

木贼50克，天麻20克，乌鸡1只，盐适量。

做法

1. 木贼、天麻洗净，放入纱布袋中煎煮取汁；乌鸡洗净剁块焯水。

2. 砂锅中放入水、药汁和乌鸡，炖至鸡肉软烂加盐即可。

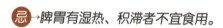 忌 ➔ 脾胃有湿热、积滞者不宜食用。

甘蓝苦瓜

本品具有祛暑涤热，利湿化痰的功效。适用于调理暑热烦渴，痢疾，黄疸，胸闷，咳嗽，消化道溃疡等病症。

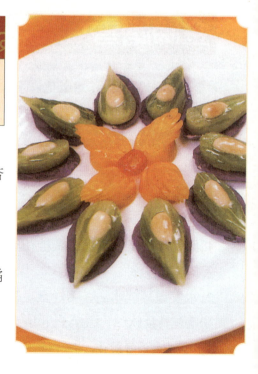

材料

苦瓜100克，甘蓝、金橘各20克，熟杏仁10克，盐、麻油、蜂蜜汁适量。

做法

1. 甘蓝、苦瓜、金橘清洗后打成桃形刀。

2. 甘蓝、苦瓜焯水，加调料拌制；金橘加蜂蜜汁拌制；杏仁码在苦瓜上即可。

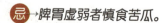 忌 ➔ 脾胃虚弱者慎食苦瓜。

水晶鸭舌

本品具有清热滋阴，润肺利水的功效。适用于调理虚劳骨蒸，咳嗽，水肿，咽痛，口渴，热痢等病症。

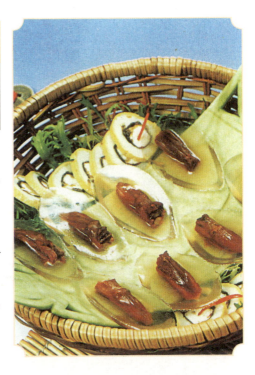

材料

鸭舌 75 克，香菜 1 克，麦冬 2 克，琼脂、盐、卤料适量。

做法

1. 鸭舌去骨焯水后加入盐、麦冬、卤料卤熟，香菜洗净切段备用。

2. 用琼脂将鸭舌定在勺中，冷却后退出，摆上香菜即可。

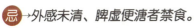忌→外感未清、**脾虚便溏者禁食**。

决明子菊花饮

本品具有清热解毒，清肝润肠的功效。适用于调理目赤眩晕，肠燥便秘，风热感冒，高血压，高脂血症等病症。

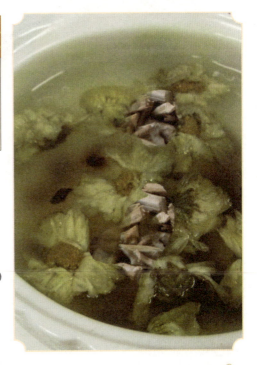

材料

决明子 15 克，菊花 5 克，桑叶 10 克。

做法

1. 决明子、菊花、桑叶洗净备用。

2. 砂锅中放入清水和以上三种食材煮 10 分钟即可。

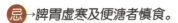忌→**脾胃虚寒及便溏者慎食**。

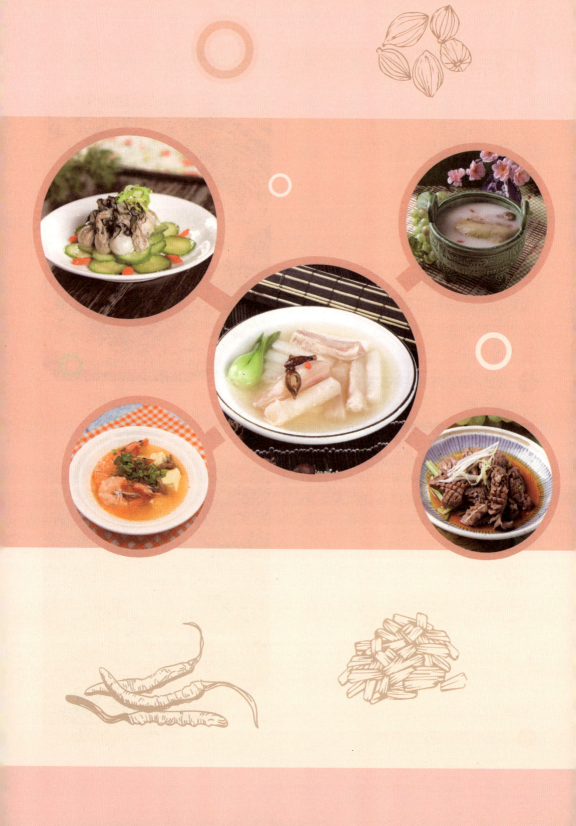

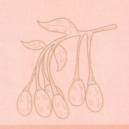
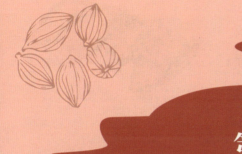

第十章

补肾壮阳
益精填髓

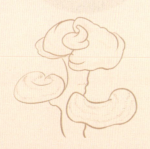

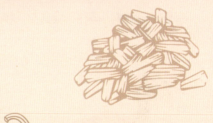

药膳食材 top 榜

红蛏

红蛏味甘、咸，性寒。具有补肾利水，清热养阴的功效。适用于产后虚损，湿热水肿，高脂血症，咽喉肿痛等病症。

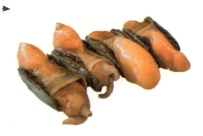

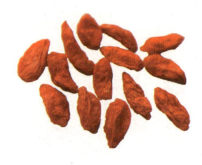

枸杞子

枸杞子味甘，性平。具有滋补肝肾，益精明目的功效。适用于腰膝酸软，眩晕耳鸣，阳痿遗精，慢性前列腺炎，高血压等病症。

猪腰子

猪腰子味咸，性平。具有补肾疗虚，生津止渴的功效。适用于肾虚腰痛，水肿，耳鸣，遗精，盗汗，耳聋，腹泻等病症。

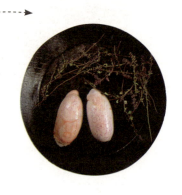

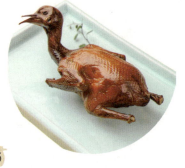

乳鸽

乳鸽味咸，性平。具有滋肾益气，调经止痛的功效。适用于久病体虚，妇女血虚经闭，消渴，久疟，脱发，记忆力减退等病症。

杜仲

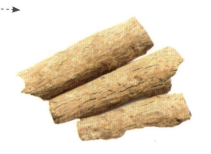

　　杜仲味甘，性温。具有补肝肾，强筋骨，安胎的功效。适用于肾虚腰痛，胎动不安，高血压，中风后遗症，眩晕等病症。

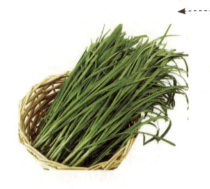

韭菜

　　韭菜味辛，性温。具有补肾温中，行气散瘀的功效。适用于肾虚阳痿，里寒腹痛，衄血，吐血，动脉粥样硬化，便秘等病症。

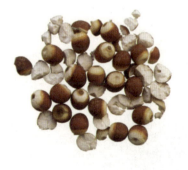

芡实

　　芡实味甘、涩，性平。具有益肾固精，健脾除湿的功效。适用于肾气不固，遗精，脾虚纳少，久泻久痢，中风后遗症等病症。

虾

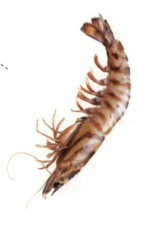

　　虾味甘，性微温。具有补肾壮阳，通乳托毒的功效。适用于肾虚阳痿，产妇乳少，麻疹不透，动脉粥样硬化，高血压等病症。

熟地红蛏肚

本品具有补肾利水，清热养阴的功效。适用于调理产后虚损，烦热口渴，湿热水肿，高脂血症，咽喉肿痛等病症。

材料

红蛏 200 克，油发鱼肚 100 克，熟地 3 克，天门冬 2 克，盐、鸡精适量。

做法

1. 熟地、天门冬放入盐、鸡精加鱼肚上笼蒸 15 分钟后取出。

2. 红蛏焯水后，同放入锅中调味即可。

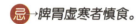 **脾胃虚寒者慎食。**

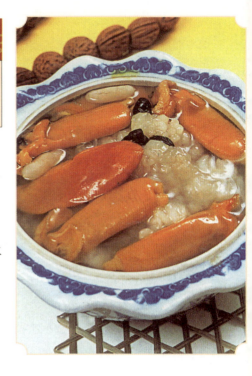

枸杞大米粥

此粥具有补肾益精，养肝健脾的功效。适用于调理阳痿遗精，目昏不明，脾虚，高脂血症，高血压等病症。

材料

枸杞子 15 克，大米 100 克，白糖 20 克。

做法

1. 将枸杞子、大米洗净备用。

2. 锅中放水、大米文火煮 15 分钟后再加枸杞子、白糖煮至黏稠即可。

忌→**不宜与苍耳同食。**

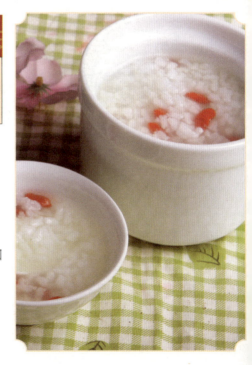

杜仲腰花

本品具有补肾强筋，生津止泻的功效。适用于调理腰痛，胎动不安，遗精，腹泻等病症。

材料

杜仲25克，猪腰200克，香芹段50克，葱段、姜片、盐、胡椒粉、料酒、水淀粉适量。

做法

1.猪腰清洗后处理干净，切花刀加盐、水淀粉上浆；杜仲煎取浓汁。

2.锅中留油，放入所有材料，炒匀即可。

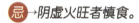忌→阴虚火旺者慎食。

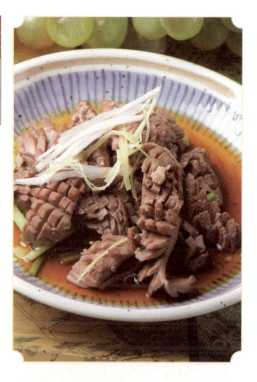

葫芦巴炖乳鸽

本品具有温肾助阳，健脾益气的功效。适用于调理肾阳不足，久病体虚，血虚经闭，糖尿病，高脂血症，脱发等病症。

材料

葫芦巴50克，乳鸽2只，鲜松茸片30克，莲子20克，葱片、姜片、盐适量。

做法

1.鸽子清洗后处理干净，把葫芦巴、葱、姜放到鸽子肚子里。

2.锅中加入鸽子、清水、鲜松茸、莲子煮熟后，加盐调味即可。

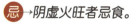忌→阴虚火旺者忌食。

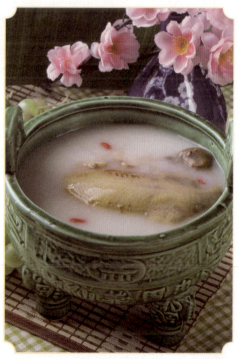

枸杞乌鸡粥

本品具有益肾补肝，温中收敛的功效。适用于调理腰膝酸软，头晕耳鸣，阳痿遗精，脾虚便溏，流感等病症。

材料

大米80克，净乌鸡半只，枸杞20粒，姜片、葱段、料酒各适量，盐2克。

做法

1. 乌鸡处理后剁块、焯水放入锅中加调料煮至软烂，把鸡肉拆下撕碎。

2. 在乌鸡汤中放大米，烧开后转小火煮30分钟，放入鸡肉、枸杞、盐煮10分钟。

忌→湿盛中满或有实邪、积滞者忌食。

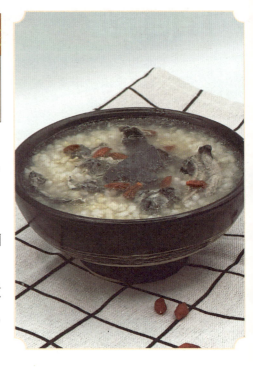

清汤辽参

本品具有补肾养肝，养血润燥的功效。适用于调理精血亏损，腰膝酸软，眩晕，阳痿，肺结核，神经衰弱等病症。

材料

水发辽参1条，油菜苗5克，枸杞子2克，姜片、柠檬片、盐、白糖适量。

做法

1. 辽参焯水后，投入冰水中加柠檬、姜浸泡20分钟；油菜洗净焯水。

2. 辽参加入盐、糖、枸杞子蒸5分钟，撒油菜苗即可。

忌→脾虚不运、外邪未尽者忌食。

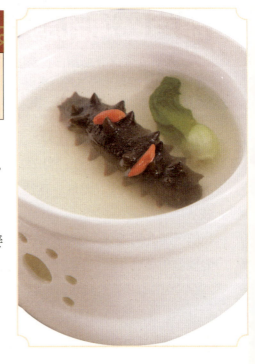

金樱子萝卜炖牛筋

本品具有益肾养精，下气消食的功效。适用于调理遗精，久泻，子宫脱垂，气胀食滞，骨质疏松，咳嗽等病症。

材料

金樱子90克，萝卜条150克，牛筋300克，蒜10粒，葱段、姜片、盐适量。

做法

1. 牛筋加葱、姜、清水炖熟，切成条；金樱子煮取药汁备用。

2. 锅中加入蒜、牛筋、金樱子汁、清水、萝卜加盐调味烧熟即可。

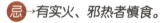 忌→有实火、邪热者慎食。

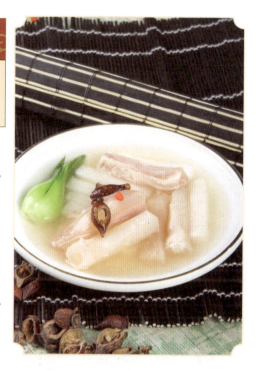

鲜虾豆腐羊肉汤

本品具有补肾助阳，补气健脾的功效。适用于调理肾虚精亏，阳痿早泄，宫冷不孕，脾胃虚寒，贫血等病症。

材料

鲜海虾5只，北豆腐块100克，羊肉片150克，姜末、香菜末、盐、植物油各适量。

做法

1. 海虾处理干净，羊肉片加料酒抓匀。

2. 锅倒油烧热，炒姜末、羊肉片，加适量开水、虾和豆腐煮熟后加盐和香菜调味。

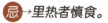 忌→里热者慎食。

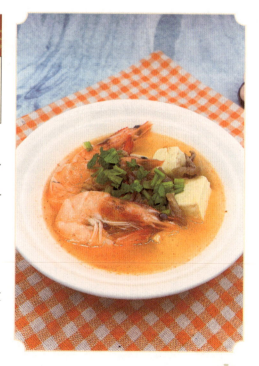

韭菜虾粥

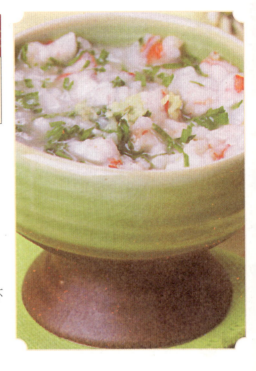

本品具有补肾壮阳，散瘀健脾的功效。适用于调理肾虚阳痿，乳痈，动脉粥样硬化，冠心病，便秘等病症。

材料

韭菜、虾仁各 50 克，大米 100 克，盐、姜、葱各适量。

做法

1. 虾仁洗净切丁，大米淘洗干净，韭菜、葱、姜洗净切末备用。

2. 将大米加水煮粥，粥将熟时，放入虾仁、韭菜、姜、葱及盐拌匀，煮至熟。

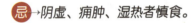

忌→阴虚、痈肿、湿热者慎食。

温拌牡蛎肉

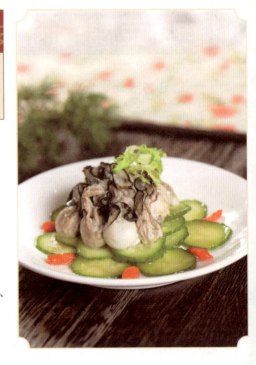

本品具有补肾助阳，平肝潜阳的功效。适用于调理阳痿精冷，肝阳上亢，头目眩晕，惊悸失眠，遗精等病症。

材料

牡蛎 300 克，黄瓜片 50 克，盐、姜片、葱段适量。

做法

1. 牡蛎洗净取肉焯水备用。

2. 将黄瓜洗净切成片备用。

3. 盘中放入牡蛎与黄瓜片，加盐、葱油、麻椒油拌匀即可。

忌→外感表证及表证未解者不宜食用。

芡实莲子粥

　　此粥具有益肾固精，健脾止泻的功效。适用于调理肾虚遗精，脾虚纳少，蛋白尿，中风后遗症，高脂血症等病症。

材料

芡实、去芯莲子各 8 克，大米 50 克。

做法

1. 芡实用清水浸泡 3 小时，大米淘洗干净。

2. 将芡实、莲子和大米一同放入砂锅中，加入清水煮至米粥软烂即可。

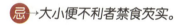 忌→大小便不利者禁食芡实。

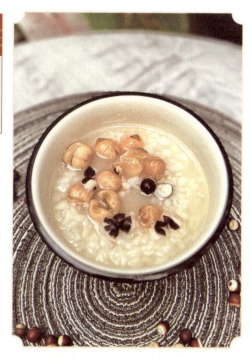

金牛闹海

　　本品具有补肾益精，益肝明目的功效。适用于调理精血亏损，阳痿，筋脉劳伤，视物不清，骨质疏松等病症。

材料

牛蹄筋 250 克，水发海参 100 克，鲍鱼 50 克，香菇 20 克，麦冬、枸杞子各 2 克，盐、姜片、黄酒适量。

做法

1. 牛蹄筋、海参、鲍鱼分别洗净，加姜片、黄酒焯水；香菇洗净去蒂。

2. 上述主辅料加盐调味后，蒸 45 分钟。

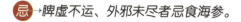 忌→脾虚不运、外邪未尽者忌食海参。

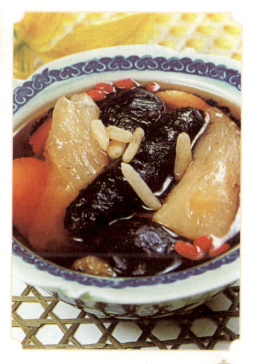

芡实牛脊

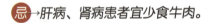

本品具有益肾固精，健脾强筋的功效。适用于调理肾虚遗精，脾虚纳少，久泻久痢，贫血，中风后遗症等病症。

材料

牛通脊500克，芡实、百合、枸杞子各2克，番茄汁、盐、料酒适量。

做法

1. 牛通脊加盐和料酒腌后，煎熟。
2. 芡实、牛脊、百合等放到番茄汁中翻炒均匀加盐调味即可。

忌→**肝病、肾病患者宜少食牛肉。**

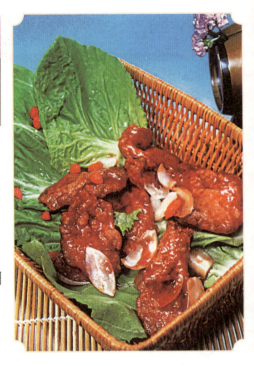

松枝鸡腰

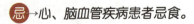

本品具有滋肾壮阳，疏肝通络的功效。适用于调理头晕，耳鸣耳聋，盗汗，腰膝酸软，风湿性关节炎等病症。

材料

鸡腰450克，松枝150克，盐、黄酒适量。

做法

1. 鸡腰加盐和黄酒腌入味后煎熟。
2. 松枝用热油激出香味，垫在底下即可。

忌→**心、脑血管疾病患者忌食。**

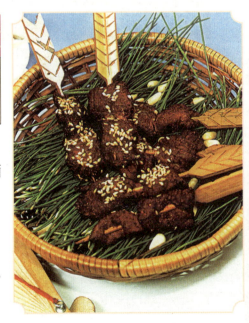

双色耳花

本品具有健脾祛风，温肾助阳的功效。适用于调理气血虚损，脾胃虚寒，久泻久痢，耳鸣，食少呕吐等病症。

材料

猪耳 500 克，肉豆蔻 2 克，丁香、香叶各 0.5 克，红卤水、白卤水、麻油适量。

做法

1. 猪耳分别加入肉豆蔻、丁香、香叶用红卤水和白卤水煮熟，卷成卷。

2. 猪耳分别切片装盘，刷麻油即可。

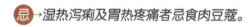 忌→湿热泻痢及胃热疼痛者忌食肉豆蔻。

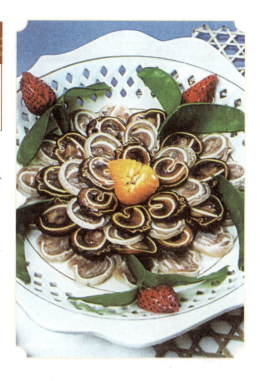

苁蓉烤鲍鱼

本品具有补肾助阳，平肝祛风的功效。适用于调理头晕目眩，肾阳亏虚，风寒湿痹，头晕眼花，高血压等病症。

材料

圆粒鲍 4 只，肉苁蓉粉 1 克，全蛋糊适量，香茅草 2 克，盐、白兰地适量。

做法

1. 圆粒鲍、肉苁蓉粉、盐拌匀后加入白兰地。

2. 全蛋糊包裹在圆粒鲍上，香茅草包裹在外侧，放入烤箱烤 10 分钟即可。

忌→阴虚喉痛、顽癣痼疾者不宜食用。

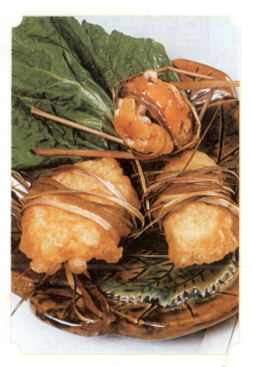

杞米乌龙

本品具有补肾益精，健脾养肝的功效。适用于调理须发早白，头晕耳鸣，阳痿遗精，小便不利，高血压等病症。

材料

乌参1只，薏苡仁25克，枸杞子10克，生抽、糖、麻油适量。

做法

1. 乌参发好后与薏苡仁、枸杞子同蒸至软烂；香葱起锅加入乌参烧制。

2. 薏苡仁、枸杞子，加生抽、糖、麻油调味浇在四周即可。

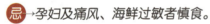 忌→孕妇及痛风、海鲜过敏者慎食。

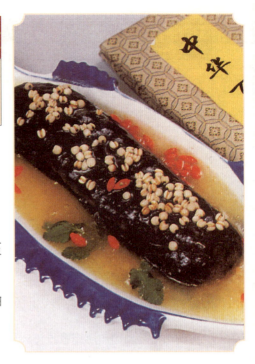

乌龙生须

本品具有补肾益精，健脾养阴的功效。适用于调理头晕耳鸣，阳痿遗精，病后体虚，妇女更年期综合征等病症。

材料

大乌参1只，人参须1根，鸡胸肉50克，口蘑6粒，盐、油适量。

做法

1. 大乌参发好后与人参须同蒸软，口蘑洗净去蒂切成十字口。

2. 鸡胸肉洗净酿入乌参中，镶入参须。

3. 乌参加盐调味与口蘑同蒸10分钟。

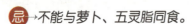 忌→不能与萝卜、五灵脂同食。

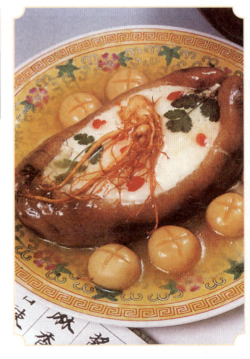

乌龙过海

本品具有补肾壮阳，和胃化痰的功效。适用于调理胃脘疼痛，阳痿，白带过多，神经衰弱，贫血，高血压等病症。

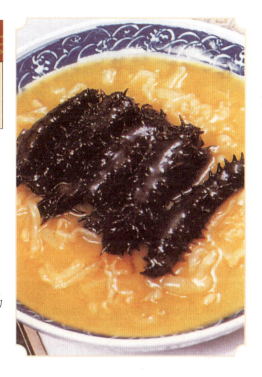

材料

水发刺参、海蜇各 250 克，鸡汤、老抽、糖、生抽、油适量。

做法

1. 海参初处理后，加入老抽、生抽、油、糖红烧。

2. 海蜇洗净切丝焯水，放入调好的鸡汤中即可。

忌 → 海鲜过敏者和痛风患者慎食。

天冬裙边

本品具有滋阴补肾，健脾清肺的功效。适用于调理虚劳盗汗，脾胃虚弱，泄泻，高血压，高脂血症，癌症等病症。

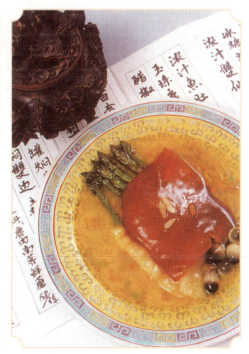

材料

水发裙边 50 克，草菇心 6 克，水发竹荪 4 克，鲜芦笋尖 10 克，天门冬 2 克，盐、糖、鲜味汁适量。

做法

1. 水发裙边焯水，鲜芦笋尖洗净。

2. 裙边入天门冬、竹荪、草菇同煮至软烂加调料调味；鲜芦笋尖清炒即可。

忌 → 虚寒泄泻及风寒咳嗽者不宜食用天门冬。

柴把裙边

本品具有补肾开胃的功效。适用于调理盗汗食少，胸脘痞闷，癌症等病症。

材料

水发裙边35克，水发香菇、冬笋各10克，火腿、芦荟各5克，贡菜、水发枸杞子各2克，盐、鸡精适量。

做法

1. 裙边、香菇、冬笋、火腿、芦荟清洗后切条和贡菜一起捆成柴把状。

2. 加入盐、鸡精、枸杞上锅蒸15分钟。

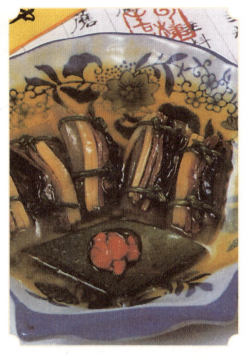

忌→尿道结石、肾炎患者不宜多食笋。

虫草裙边

本品具有补肾壮阳，滋阴填髓的功效。适用于调理虚劳盗汗，阳痿，久病泄泻，冠心病，贫血，癌症等病症。

材料

水发裙边500克，鹌鹑蛋、冬虫夏草各8个，生抽、老抽、盐、糖、黄酒适量。

做法

1. 水发裙边去掉异味与虫草同蒸40分钟。

2. 原汁加生抽、糖、黄酒、盐、老抽收浓汤汁。

3. 鹌鹑蛋煮熟，四周摆虫草即可。

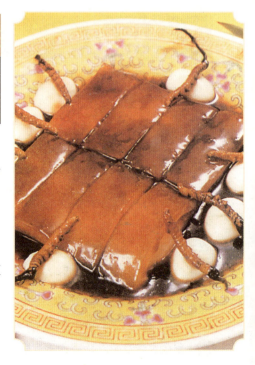

忌→表邪未解者不宜食用虫草。

天冬哈士蟆

　　本品具有补肾益精，润肺明目的功效。适用于调理病后体虚，眩晕，阳痿，胃病，老年慢性气管炎等病症。

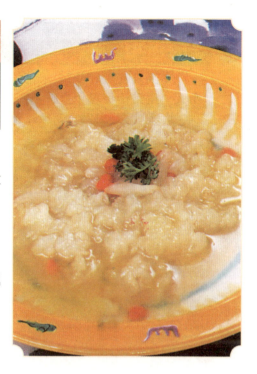

材料

雪蛤 5 克，天门冬、枸杞子各 1 克，盐适量。

做法

1. 雪蛤水发后处理干净，枸杞子洗净。
2. 锅中加水、盐、雪蛤、天门冬、枸杞子上笼蒸 10 分钟即可。

忌→外感初起及食少便溏者慎食。

冰糖雪蛤

　　本品具有补肾益精，润肺养肝的功效。适用于调理病后体虚，阳痿遗精，虚劳耳鸣，慢性气管炎，高脂血症等病症。

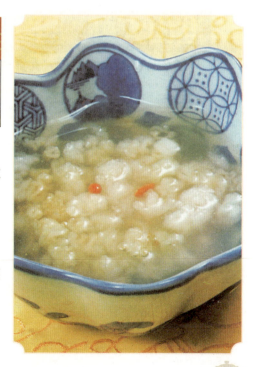

材料

水发雪蛤 50 克，枸杞子 2 克，冰糖、盐适量。

做法

1. 雪蛤去异味后焯水，枸杞子洗净。
2. 锅中加水、盐、冰糖调味，再加入枸杞子、雪蛤后勾芡即可。

忌→外感初起及食少便溏者慎食。

鲜藕虾

本品具有补肾壮阳，清热通乳的功效。适用于调理肾虚阳痿，产妇乳少，热病烦渴，吐衄，高血压等病症。

材料

基围虾 15 只，鲜藕 50 克，柠檬 15 克，马哈鱼子 3 克，盐、葱油、花椒适量。

做法

1. 基围虾用花椒水煮熟后去皮，鲜藕清洗去皮切片后焯水。

2. 鲜藕加盐、葱油拌入味后，镶入虾、马哈鱼子，柠檬切片摆盘即可。

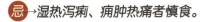

忌→湿热泻痢、痈肿热痛者慎食。

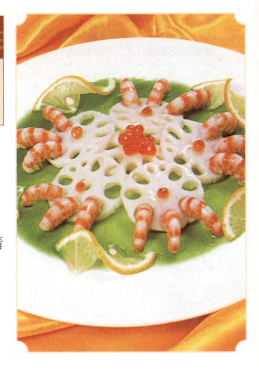

淮山大虾

本品具有补肾壮阳，息风补脾的功效。适用于调理阳痿，脾虚食少，高血压，面瘫，冠心病，脉管炎等病症。

材料

大虾 2 只，淮山药 25 克，全蛋糊 150 克，蝎子 2 只，盐、黄酒、花椒盐适量。

做法

1. 淮山药烤干碾成面，加入全蛋糊中。

2. 大虾洗净后，从背部切开加入盐、黄酒腌浸，蘸全蛋糊插入蝎子煎熟，同花椒盐上桌即可。

忌→孕妇、血虚生风者禁食蝎子。

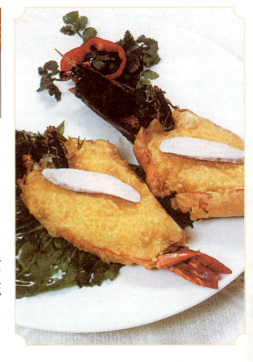

决明西施舌

本品具有补肾益精，平肝滋阴的功效。适用于调理肝阳上亢，头晕目眩，惊痫抽搐，高血压，高脂血症等病症。

材料

鲜西施舌 500 克，洋兰花 1 朵，石决明 2 克，海鲜汁适量。

做法

1. 西施舌经清洗后处理干净蒸 3 分钟，将葱油烧热，浇在西施舌上。

2. 石决明加入海鲜汁中加热，洋兰花摆入盘中即可。

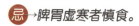忌→脾胃虚寒者慎食。

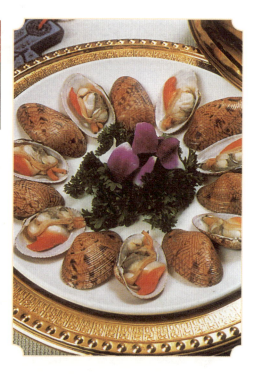

三色牙片鱼

本品具有滋阴补肾，健脾润肺的功效。适用于调理肝肾阴虚，肺燥干咳，脾虚食少，高血压，高脂血症等病症。

材料

牙片鱼 1 尾，麦门冬 4 克，川贝母 5 克，胡萝卜泥、芹菜叶泥、枸杞子泥各 25 克，生抽、黄酒适量。

做法

1. 牙片鱼洗净后加黄酒，取一侧制成泥。

2. 四种食材泥混合后抹在鱼身上，川贝母、麦门冬水发后镶入，上屉蒸熟后加生抽。

忌→海鲜过敏者、痛风患者禁食。

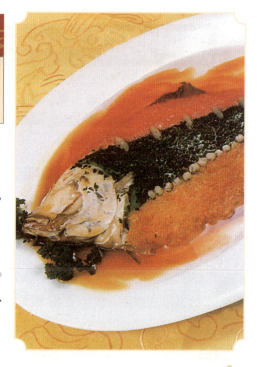

芹黄鲽鱼

本品具有益肾补虚，润肺益胃的功效。适用于调理久病体虚，肢体痿软，耳鸣健忘，肺痈，高脂血症，癌症等病症。

材料

净鲽鱼肉 450 克，麦门冬 3 克，西蓝花 100 克，盐、海鲜汁适量。

做法

1. 鲽鱼切条后与麦门冬等调料腌制 4 分钟后，上笼蒸 6 分钟。

2. 海鲜汁加热后浇在鱼上，浇热油激出香味；西蓝花清炒围在两侧即可。

忌→**虚寒泄泻、湿浊中阻者忌用麦门冬。**

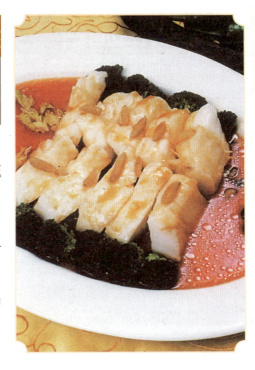

桑叶烤虾

本品具有补肾壮阳，疏风润肺的功效。适用于改善肾虚阳痿，乳少，风热感冒，咳嗽，月经不调，高脂血症等病症。

材料

大虾 2 只，鲜桑叶 50 克，鸽蛋 2 只，天门冬 2 克，黄芪、枸杞子各 1 克，黄酒、盐、胡椒粉适量。

做法

1. 大虾处理后从背部剖开，调料腌入味。

2. 鸽蛋打入虾内，撒天门冬、黄芪等原料，盘底垫鲜桑叶烤 10 分钟。

忌→**湿热泻痢、痈肿热痛者慎食。**

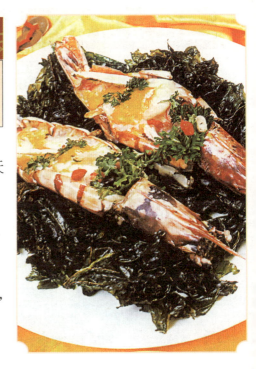

桂花鲜贝

本品具有补肾壮阳，健胃养血的功效。适用于改善久病体虚，胎动不安，高脂血症，甲状腺肿大，气管炎等病症。

材料

鲜贝 250 克，鸡蛋 3 只，咸桂花酱、水淀粉适量。

做法

1. 鲜贝洗净去筋，加水淀粉上浆滑透；鸡蛋磕入碗中打散。

2. 鸡蛋轻炒后下入鲜贝裹匀，加入桂花酱即可。

忌→脾胃虚寒者不宜多食。

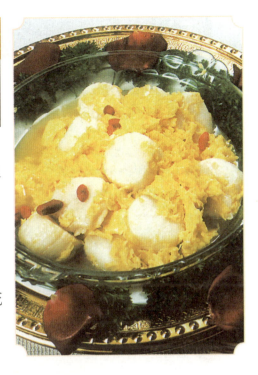

红花日月贝

本品具有滋阴补肾，健脑活血的功效。适用于调理头晕，脾胃虚弱，月经不调，糖尿病，高脂血症，癌症等病症。

材料

鲜日月贝 5 只，藏红花 2 克，黄酒、海鲜汁适量。

做法

1. 日月贝清洗后处理干净。

2. 藏红花放入壳中，加黄酒蒸 6 分钟，佐以海鲜汁即可。

忌→海鲜过敏者及痛风病患者禁食。

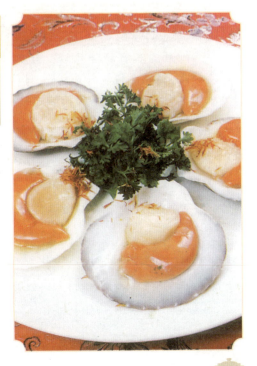

奶汁鲫鱼

本品具有滋肾养肝，健脾和胃的功效。适用于调理纳少反胃，乳汁不畅，肝肾阴虚，水肿，痈肿，高脂血症等病症。

材料

鲫鱼1尾，枸杞子5克，香菜2克，鲜鱼骨250克，盐适量。

做法

1. 鲫鱼宰杀干净后用热油煎过，鱼骨洗净后焯水。

2. 鲫鱼、鱼骨、枸杞子等同放入水中大火煮汤成奶白色，加盐调味撒香菜。

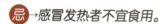 **忌**→感冒发热者不宜食用。

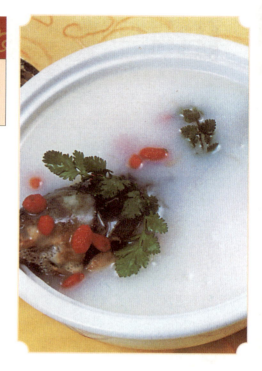

比目麒麟鱼

本品具有补肾益精，祛风养胃的功效。适用于调理肾虚滑精，脾胃不和，气血不足，久泻久痢，高脂血症等病症。

材料

鲜鲽鱼片550克，火腿片、冬笋片各25克，水发香菇50克，水发鱼胶20克，杨梅30克，青豆、鸡蛋液、盐、糖适量。

做法

1. 杨梅、糖烧制，香菇入鱼胶，青豆蒸熟。

2. 鱼片蘸全蛋液煎熟后与火腿、冬笋码成麒麟状后蒸熟，加盐调味。

忌→火腿含钠量高，高血压患者应少食。

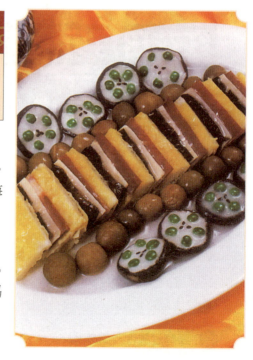

推纱望莲

本品具有补肾益精，润肺益脾的功效。适用于调理肾虚滑精，产后风痉，月经过多，高血压，肿瘤等病症。

材料

鲜鱿鱼胶 75 克，紫甘蓝片 50 克，水发竹荪 10 克，青豆、马鲛鱼子各 2 克，盐、鲜味汁适量。

做法

1. 鱿鱼胶入青豆、马鲛鱼子蒸熟。

2. 锅中加水、盐、鲜味汁调味后下入竹荪煮熟后，加紫甘蓝即可。

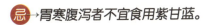 忌→**胃寒腹泻者不宜食用紫甘蓝。**

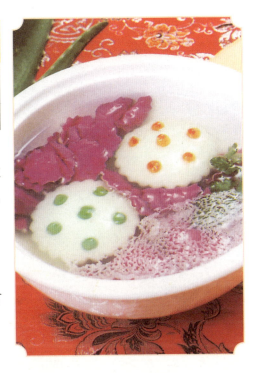

金凤燕窝

本品具有补肾益气，化痰润燥的功效。适用于调理阳痿遗精，久病气虚，肺痨咳嗽，动脉粥样硬化，失眠等病症。

材料

鸽子 1 只，水发燕窝 4 克，鸽蛋 10 个，冬虫夏草 1 只，法香、老抽、盐适量。

做法

1. 燕窝水发后处理干净，蒸熟；葱、姜洗净切丝备用。

2. 鸽子焯水后加调料、虫草蒸 40 分钟。

3. 鸽子蛋焯水去皮，加调料卤熟。

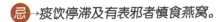 忌→**痰饮停滞及有表邪者慎食燕窝。**

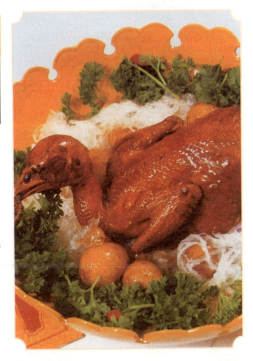

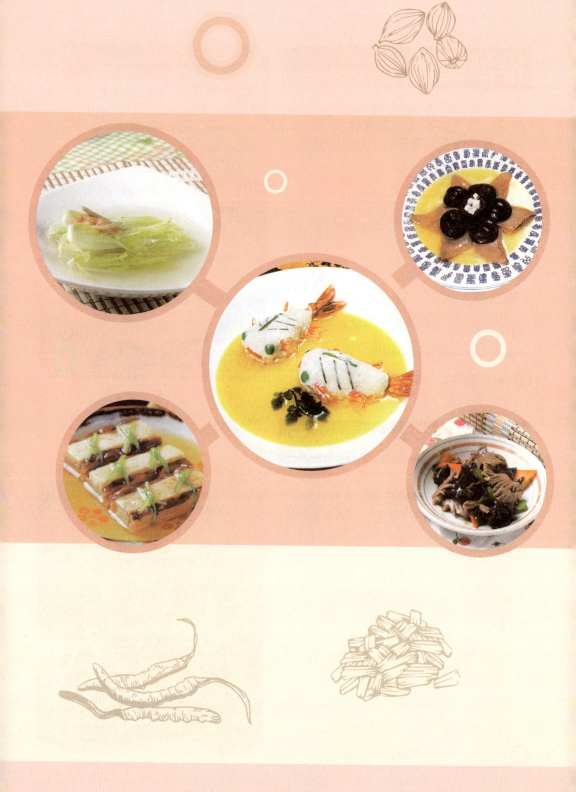

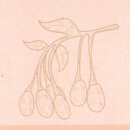
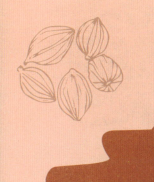

第十一章

健脾益胃
补益诸虚

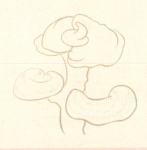

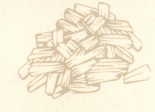

药膳食材 top 榜

陈皮

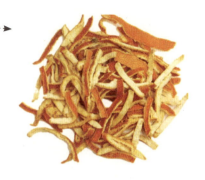

陈皮味辛、苦，性温。具有理气健脾，燥湿化痰的功效。适用于脾胃气滞，呕吐呃逆，咳嗽，高血压，动脉粥样硬化等病症。

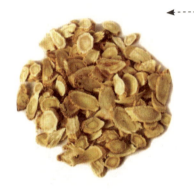

黄芪

黄芪味甘，性微温。具有健脾升阳，益卫固表的功效。适用于脾肺气虚，肿瘤，糖尿病，高脂血症，心力衰竭等病症。

香菇

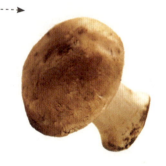

香菇味甘，性平。具有扶正健脾，解毒抗癌的功效。适用于消化不良，水肿，高血压，高脂血症，慢性肝炎，肿瘤等病症。

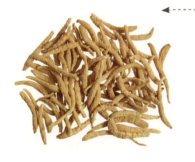

太子参

太子参味甘、苦，性平。具有补气生津，健脾益肺的功效。适用于脾虚，阴虚肺燥，糖尿病，高脂血症，中风后遗症等病症。

羊肚菌

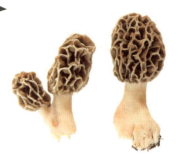

　　羊肚菌味甘，性平。具有消食和胃，化痰理气的功效。适用于消化不良，痰多咳嗽，胃肠炎，肿瘤，糖尿病等病症。

沙棘

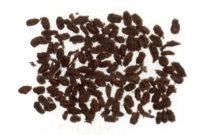

　　沙棘味甘、酸，性温。具有健脾消食，止咳祛痰的功效。适用于脾虚食少，慢性支气管炎，高脂血症，心律失常等病症。

燕窝

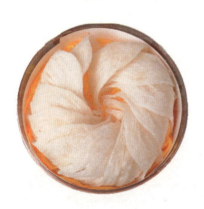

　　燕窝味甘，性平。具有养阴润燥，益气化痰的功效。适用于久病虚损，肺痨咳嗽，体虚遗精，高血压，更年期综合征等病症。

鱿鱼

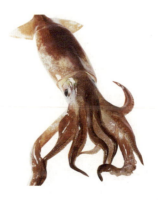

　　鱿鱼性寒，味咸。具有滋阴养胃，补虚养肝的功效。适用于胃阴不足，血虚失养，月经不调，缺铁性贫血，骨质疏松等病症。

菟丝子杜仲炖牛肉

本品具有补气健脾，补肾养血的功效。适用于调理脾弱不运，阳痿遗精，尿频，胎动不安，贫血，冠心病等病症。

材料

菟丝子 15 克，杜仲 12 克，牛肉 250 克，盐适量。

做法

1. 菟丝子、杜仲洗净，牛肉焯水后切成小块。

2. 锅中加水、菟丝子、杜仲和牛肉，煮至牛肉软烂加盐调味即可。

忌→凡火热、痰火、湿热之证均不宜食用。

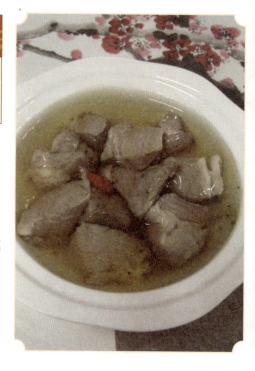

刺玫果爆鸡胗

本品具有健脾消食，温中通淋的功效。适用于调理消化不良，肾虚遗精，脾胃虚寒，发育迟缓，月经不调等病症。

材料

刺玫果粉 15 克，鸡胗 200 克，青、红椒片 30 克，水发木耳 25 克，葱片、姜片、生抽、盐、胡椒粉、料酒、水淀粉适量。

做法

1. 刺玫果粉加所有调料调成汁备用，鸡胗洗净切花刀加盐、料酒码味。

2. 锅中放油，加食材和调味汁炒熟。

忌→胆固醇高者应少食鸡胗等动物内脏。

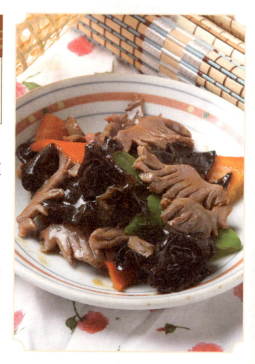

太子参精白菜

本品具有健脾益肺，清热利尿的功效。适用于调理小便不利，阴虚肺燥，食少，糖尿病，高脂血症，中风等病症。

材料

太子参 10 克，娃娃菜 2 颗，盐适量。

做法

1. 太子参洗净，娃娃菜洗净切条。

2. 清水中放入太子参烧开，下入白菜煮熟，再下盐、味精调好味即可。

忌 →不宜与藜芦、萝卜、绿豆同食。

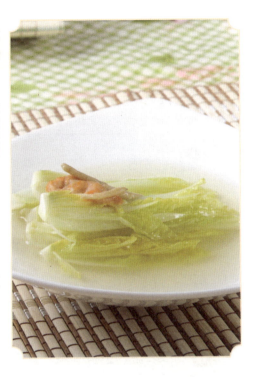

陈皮肘

本品具有理气健脾，燥湿化痰的功效。适用于调理脾胃气滞，肠燥便秘，咳嗽，胸痹，乳腺炎，体质虚弱等病症。

材料

猪前肘 1 个，陈皮 25 克，老抽、生抽、盐、糖、黄酒适量。

做法

1. 猪肘去毛焯水，陈皮洗净切成小块用。

2. 肘子、陈皮加上老抽、生抽、盐、白砂糖、黄酒一起烧透，收汁即可。

忌 →高血压、高脂血症、中风者慎食。

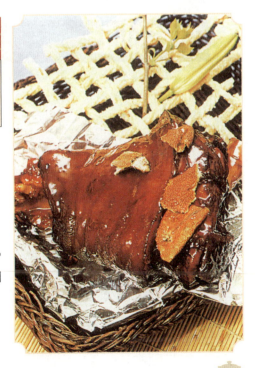

黄芪烤肘

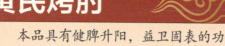

本品具有健脾升阳，益卫固表的功效。适用于调理自汗，气血亏虚，肺燥咳嗽，肿瘤，心力衰竭，骨质疏松等病症。

材料

猪前肘1个，黄芪15克，蜂蜜30克，香茅草10克，锡纸1张，盐、黄酒适量。

做法

1.猪肘处理干净后焯水，加入盐、黄酒、黄芪、香茅草腌30分钟。

2.抹上蜂蜜，再用锡纸包好，烤箱180℃烤熟即可。

忌→表实邪盛、疮疡初起者不宜食黄芪。

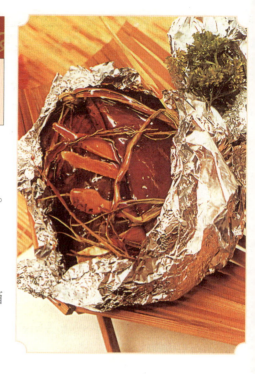

茯苓仙肚

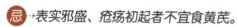

本品具有补益脾胃，利水消肿功效。适用于调理消化不良，水肿，肿瘤，佝偻病，贫血，失眠，肝炎等病症。

材料

熟牛肚150克，香菇75克，茯苓3克，盐、黄酒、老抽、冰糖适量。

做法

1.牛肚与香菇、茯苓蒸30分钟。

2.牛肚原汁烧制，加老抽、冰糖、黄酒、盐收汁即可。

忌→痰热、消化不良者慎食。

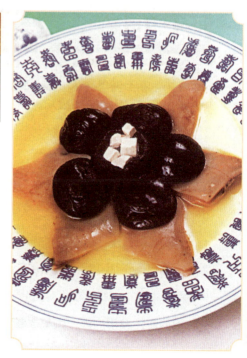

杞子素鳝

本品具有扶正健脾，化痰解毒的功效。适用于调理纳呆，水肿，贫血，佝偻病，高血压，高脂血症，肿瘤等病症。

材料

水发香菇丝150克，冬笋丝、红椒丝各15克，姜丝、枸杞子各5克，香菜段2克，豆苗10克，料酒、生抽、盐适量。

做法

1. 把所有食材清洗干净备用。

2. 锅中放油，依次将食材和枸杞放入锅中炒熟，再加料酒、盐、生抽调味即可。

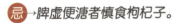 忌→脾虚便溏者慎食枸杞子。

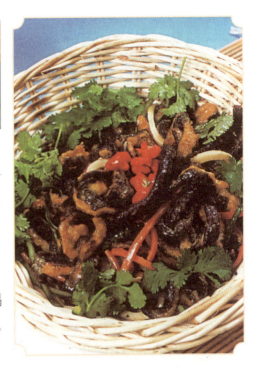

郁金罗汉

本品具有补气健脾，滋阴养血的功效。适用于调理脾气虚弱，产后血虚，干咳，便秘，营养不良等病症。

材料

猪肚450克，郁金3克，肘子50克，猪皮、胡萝卜各25克，五花肉75克，酱汤、黄酒适量。

做法

1. 肘子、五花肉、猪皮处理后用酱汤煮熟。

2. 猪肚洗净，将上述食材放入肚中，用酱汤、郁金、胡萝卜、黄酒煮熟后切片。

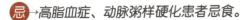 忌→高脂血症、动脉粥样硬化患者忌食。

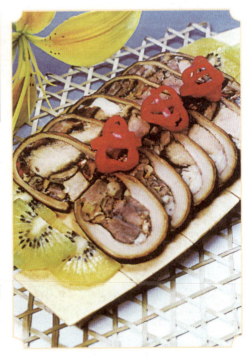

八宝紫米粥

此粥具有益气健脾，滋补肝肾的功效。适用于调理胃寒消渴，尿频，注意力缺失，贫血，水肿，失眠等病症。

材料

紫米50克，莲子、薏苡仁、花生、红小豆、栗子各5克，桂圆3个，小枣7个，糖适量。

做法

1. 紫米、莲子、薏苡仁、花生、红小豆、栗子、桂圆、小枣洗净备用。

2. 上述食材加冰糖、清水熬至软烂即可。

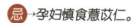 忌→孕妇慎食薏苡仁。

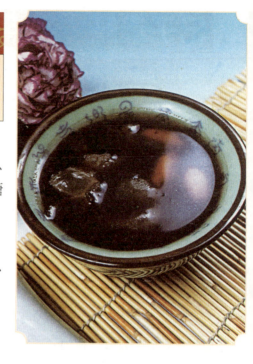

黄芪鲫鱼汤

本品具有健脾补中，补肾养血的功效。适用于调理脾虚食少，血虚闭经，动脉粥样硬化，脱发，记忆衰退等病症。

材料

黄芪片15克，鲫鱼1条，生姜3片，料酒适量，盐、植物油各少许。

做法

1. 黄芪片水煎2次，去渣取汁；鲫鱼收拾干净。

2. 鲫鱼煎至两面金黄，加入姜片、料酒、盐和黄芪汁烧熟即可。

忌→表实邪盛、疮疡初起者均不宜食用黄芪。

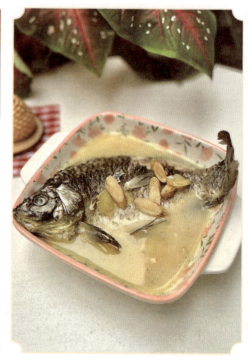

金瓜鱼肚

本品具有补肾调经，健脾益胃的功效。适用于调理肾虚滑精，产后风痉，月经不调，肿瘤，胃病，贫血等病症。

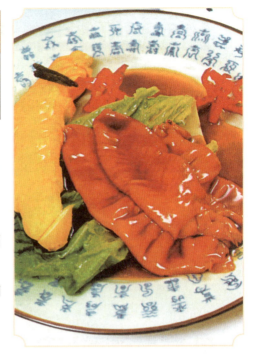

材料

水发鳗鱼肚3根，小金瓜1个，荜茇2根，枸杞子100克，盐、糖适量。

做法

1. 枸杞子水发后剁碎，小金瓜清炒后加盐调味。

2. 水发鱼肚、荜茇放入枸杞子中煲熟加盐、糖调味。

→高脂血症和过敏的患者不宜多食。

富贵鱼肚

本品具有开胃健脾，滋肾养血的功效。适用于调理阳痿遗精，胃病，月经不调，病后体虚，胃溃疡等病症。

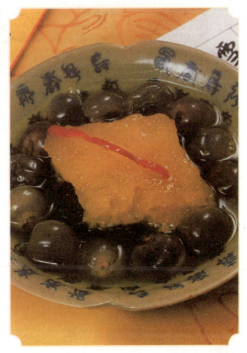

材料

油发鱼肚35克，鲜桂圆13粒，山萸肉0.1克，盐适量。

做法

1. 山萸肉与桂圆清洗后隔水蒸10分钟。

2. 鱼肚焯水后加入山萸肉、桂圆汁和盐调味即可。

忌→孕妇及内有痰热者不宜食用桂圆。

鸳鸯红花肚

本品有补脾益气，补肾散瘀的功效。适用于调理肾虚滑精，脾虚乏力，月经不调，创伤出血，贫血等病症。

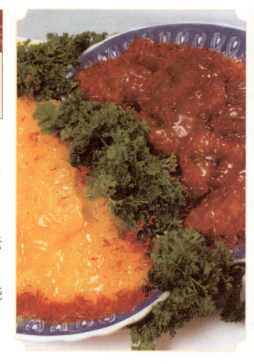

材料

油发广肚 500 克，藏红花、黄精各 0.2 克，盐、老抽、鸡精适量。

做法

1. 一半广肚与藏红花，黄精，盐，老抽和鸡精同烧。

2. 另一半广肚与黄精，盐和鸡精一起烧熟即可。

忌→痰多者及血脂高者不宜多食。

金汤双肚

本品具有温胃散寒，补肾散瘀的功效。适用于调理胃寒腹痛，肾虚滑精，血崩，风湿性腰背痛，月经不调等病症。

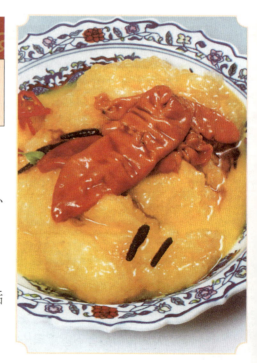

材料

油发广肚 350 克，水发鳗鱼肚 150 克，荜茇 5 根，枸杞子 2 克，红参 0.2 克，盐、鲜味汁适量。

做法

1. 广肚与红参同烧熟，加鲜味汁和盐。

2. 鳗鱼肚与枸杞子，荜茇同烧至软糯后加盐、鲜味汁调味后扒在广肚上即可。

忌→阴虚火旺者忌食荜茇。

芙蓉羊肚菌

本品具有消食和胃，补气健脾的功效。适用于调理消化不良，痰多咳嗽，胃肠炎，肿瘤，糖尿病等病症。

材料

水发羊肚菌8个，鸡蛋清3个，黄芪3克，枸杞子1克，香菜2克，盐适量。

做法

1. 蛋清打散后加入盐蒸5分钟制成芙蓉底。

2. 羊肚菌清洗后与黄芪、枸杞子一同蒸40分钟后加盐入味，撒香菜即可。

忌→对菌菇过敏者不宜食用。

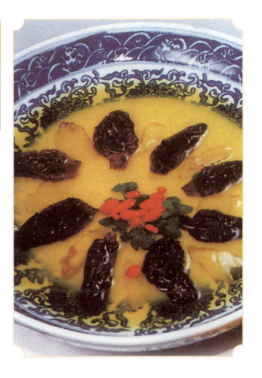

洋兰三文鱼

本品具有补血养虚，健脾利肝的功效。适用于调理气血虚弱，脾虚不健，高脂血症，动脉粥样硬化，血栓等病症。

材料

三文鱼400克，洋兰花50克，生抽、芥末适量。

做法

1. 三文鱼清洗后切成薄片，洋兰花用盐水浸泡后清洗干净摆盘。

2. 冰块剁碎后垫底。生抽加芥末，蘸食。

忌→过敏体质者及痛风患者不宜食用。

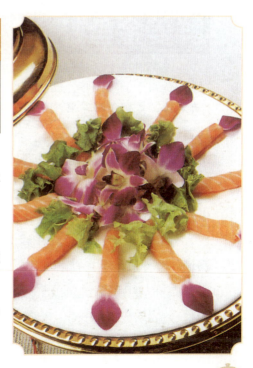

虫草鸭子

本品具有补肾益肺，和胃消食的功效。适用于调理病后体弱，水肿，阳痿遗精，久咳虚喘，癌症，糖尿病等病症。

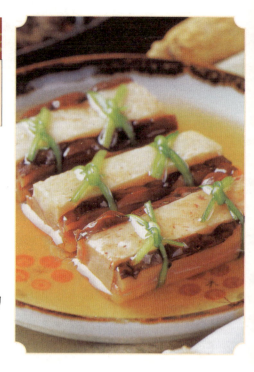

材料

麻鸭半只，冬虫夏草12条，香菜50克，盐、葱段、姜片、黄酒、胡椒粉适量。

做法

1. 麻鸭洗净，用盐腌4小时加葱、姜、黄酒蒸熟，压平后切条备用。

2. 用香菜把鸭子和虫草捆在一起，蒸约15分钟加入盐、胡椒粉等调味即可。

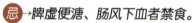忌→脾虚便溏、肠风下血者禁食。

鲜姜金鱼虾

本品具有补肾壮阳，健脾益胃的功效。适用于调理阳痿，乳少，虚劳，脾胃寒证，贫血，动脉粥样硬化等病症。

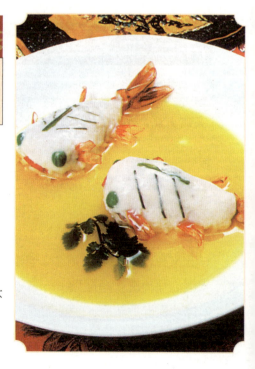

材料

春虾2只，净鳜鱼肉75克，嫩姜25克，蛋清1个，黄酒、盐适量。

做法

1. 大虾处理干净，去头背开后加入盐、黄酒；姜榨成汁后加盐调味。

2. 鳜鱼肉与鸡蛋清等制成虾胶，抹在虾上呈金鱼状，蒸6分钟，入姜汁即可。

忌→湿热泻痢、痈肿热痛者慎食。

天冬老板鱼

本品具有养胃健脾，滋阴清热的功效。适用于调理水肿，乳汁不通，胎动不安，高血压，贫血，高脂血症等病症。

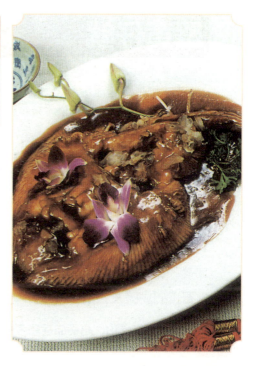

材料

老板鱼 1 条，天门冬 3 克，红烧汁、海鲜酱油适量。

做法

1. 鱼宰杀处理干净，打成十字花刀后煎成两面金黄。

2. 锅中加入清水，红烧汁，海鲜酱油，天门冬调好口味，下入鱼烧至汁浓即可。

忌→虚寒泄泻、风寒咳嗽者忌食。

紫袍鲜鱿

本品具有滋阴养胃，补虚化痰的功效。适用于调理胃阴不足，咽痛，月经不调，缺铁性贫血，骨质疏松等病症。

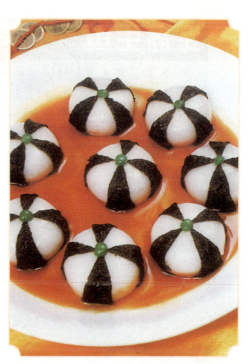

材料

鲜鱿鱼 500 克，紫菜 25 克，青豆 2 克，蚝油、生抽、辣酱油适量。

做法

1. 鱿鱼洗净后处理干净，剁成泥加蚝油、生抽调味；青豆洗净备用。

2. 鱿鱼做成圆形后镶上紫菜、青豆，蒸6分钟后入盘，加入辣椒油即可。

忌→脾胃虚寒者及对海鲜过敏者忌食。

蟹黄仔鱿

本品具有滋阴养胃，补肾壮阳的功效。适用于肾虚滑精，月经不调，缺铁性贫血，病后体虚，骨质疏松等病症。

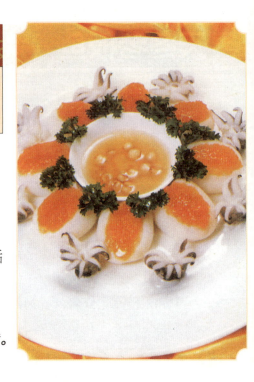

材料

鱿鱼仔8只，熟蟹黄25克，黄酒、盐、油适量。

做法

1.鱿鱼仔处理干净，焯水后爆炒，然后加盐、黄酒调味。

2.蟹黄剁成碎末，倒在鱿鱼仔上即可。

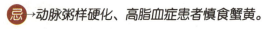忌→动脉粥样硬化、高脂血症患者慎食蟹黄。

金盏生鱼

本品具有益胃健脾，滋补肝肾的功效。适用于调理水肿，肝肾阴虚，乳汁不通，骨质疏松症，高脂血症等病症。

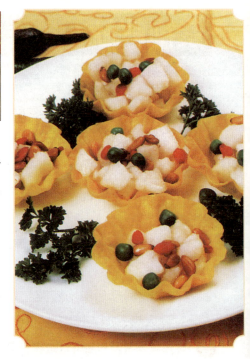

材料

净生鱼肉450克，松子仁5克，枸杞子3克，青豆2克，淮山药面85克，黄酒、盐、水淀粉适量。

做法

1.生鱼切成粒后上浆与枸杞子、松子仁、青豆一起炒熟，加黄酒、盐调味。

2.淮山药面做成金盏，蒸熟入鱼粒等。

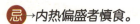忌→内热偏盛者慎食。

沙棘川贝炖燕窝

本品具有健脾消食，活血止咳的功效。适用于调理脾虚食少，瘀血证，肺痨咳嗽，高脂血症，心律失常等病症。

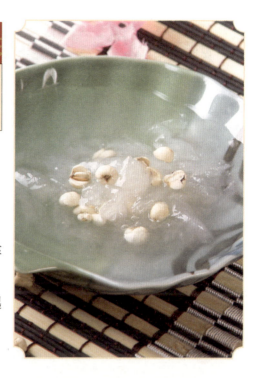

材料

沙棘 13 克，川贝母、甜杏仁各 10 克，水发燕窝 15 克，冰糖适量。

做法

1. 沙棘、甜杏仁研成粉末；冰糖打碎备用。

2. 沙棘粉、川贝母、杏仁粉和燕窝一起加清水炖 30 分钟，加冰糖煮化即可。

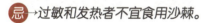忌→过敏和发热者不宜食用沙棘。

生地炖母鸡

本品具有健脾养血，清热养阴的功效。适用于调理脾虚食少，津伤口渴，阴虚内热，贫血，免疫力低下等病症。

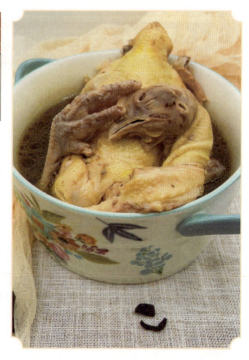

材料

生地黄 30 克，母鸡 1 只，饴糖、姜、盐、葱各适量。

做法

1. 母鸡处理干净，生地黄、葱、姜、盐、饴糖放入鸡腹内，缝合切口。

2. 鸡脯向上放入锅内，煮至鸡肉烂熟即可。

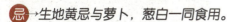忌→生地黄忌与萝卜，葱白一同食用。

百合双冬

本品具有清热化痰，健胃润肺的功效。适用于调理水肿，消化不良，喘咳，癌症，高血压，糖尿病等病症。

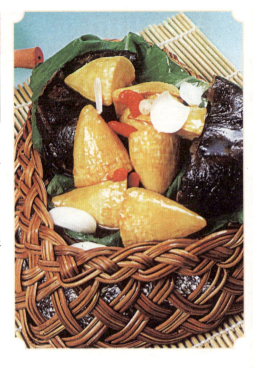

材料

冬笋 500 克，水发香菇 250 克，鲜百合 25 克，枸杞子 2 克，生抽、盐、糖、油适量。

做法

1. 鲜冬笋洗净去皮煮熟，香菇洗净去根蒸透，鲜百合切成瓣。

2. 锅内加油，入冬笋、冬菇与百合炒熟，加入生抽、盐、糖调味即可。

忌→患有结石、溃疡病者不宜多食。

桂圆大枣莲藕汤

本品具有补脾安神，清热生津的功效。适用于调理病后体虚，神经衰弱，失眠健忘，热病烦渴，吐血等病症。

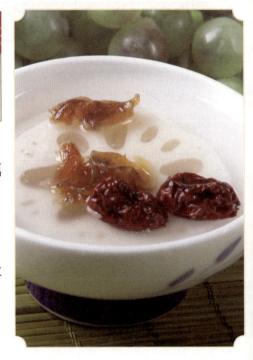

材料

桂圆肉、冰糖各 30 克，大枣 20 克，藕 250 克。

做法

1. 藕洗净去皮切片，桂圆洗净备用。

2. 上述食材放入砂锅内加水煮熟后入冰糖，搅匀即可。

忌→湿盛、痰凝、虫积者慎食。

香醇素参

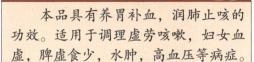

本品具有养胃补血，润肺止咳的功效。适用于调理虚劳咳嗽，妇女血虚，脾虚食少，水肿，高血压等病症。

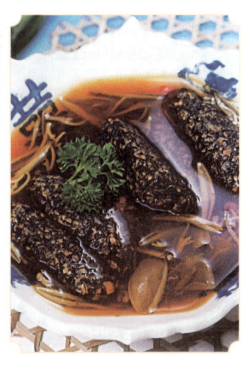

材料

发菜 50 克，银耳 25 克，烤麸 20 克，莼菜 10 克，鸡蛋 1 个，香菇 8 克，盐、鸡精适量。

做法

1. 将发菜、银耳、烤麸、香菇洗净切成末，加入鸡蛋后炒熟制成素海参。

2. 清水加盐、鸡精调味后下莼菜、素海参。

忌→**脾胃虚寒、大便溏薄者忌食。**

马蹄糯米糕

本品具有清热化痰，健脾消积的功效。适用于调理脾胃虚弱，黄疸，咽喉肿痛，贫血，泄泻等病症。

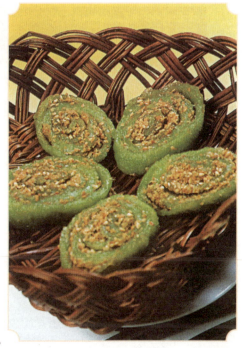

材料

糯米 100 克，马蹄 50 克，糖、芝麻各 20 克。

做法

1. 芝麻炒香、压碎，加糖拌匀备用；马蹄洗净去皮切成小粒。

2. 糯米加水、马蹄粒拌匀，蒸 20 分钟取出，切件，撒上芝麻即可。

忌→**马蹄需洗净煮透，以防细菌和寄生虫感染。**

茸马仙肚

本品具有健脾和胃，补肾益精的功效。适用于调理肾虚滑精，脾胃虚弱，产后风痉，月经不调，贫血等病症。

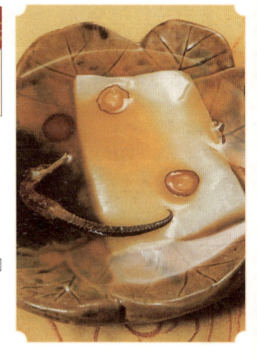

材料

水发鱼肚 80 克，海马 1 只，鹿茸 3 片，盐适量。

做法

1. 将水发鱼肚，海马，鹿茸洗净备用。

2. 上述食材放入锅中蒸 20 分钟，加盐调味即可。

忌→痰湿壅盛者忌食。

黄烧牛方

本品具有健脾强筋，滋肾润肺的功效。适用于调理脾胃虚弱，肝肾阴虚，肺燥干咳，补血，骨质疏松等病症。

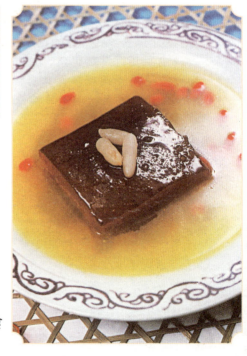

材料

牛头方 60 克，麦冬 3 克，枸杞子 4 克，盐、油、黄酒适量。

做法

1. 牛头方加入黄酒煮沸，3 分钟后捞出。

2. 牛头方中加入麦冬、枸杞子蒸 45 分钟，加入盐调味即可。

忌→高血压、高脂血症的患者应少食或不食牛头方。

芪合蹄筋

本品具有润肺健脾，补气舒筋的功效。适用于调理脾胃虚弱，肺燥咳嗽，腰膝酸软，癌症，骨质疏松等病症。

材料

牛蹄筋550克，黄芪、百合各4克，胡椒粉、生抽、盐、黄酒适量。

做法

1.牛蹄筋焯水切块，加清水、黄芪、百合、黄酒煮至蹄筋软烂。

2.加胡椒粉、盐、生抽调味即可。

忌 → 凡外感邪热或内有宿热者忌食。

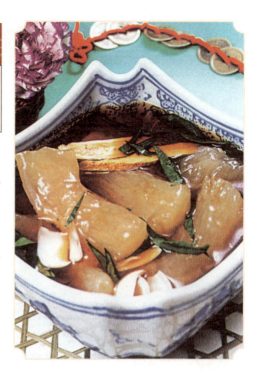

槟榔牛骨髓

本品具有补血益胃，杀虫消积的功效。常用于精血亏损，虚劳羸瘦，食积气滞，水肿，肠道寄生虫病等病症。

材料

牛骨髓650克，槟榔4克，枸杞子1克，盐、黄酒适量。

做法

1.将牛骨髓加黄酒焯水后去掉外层薄皮。

2.牛骨髓，槟榔，枸杞子上笼蒸20分钟加盐调味即可。

忌 → 高血压、高脂血症、肥胖患者尽量少食。

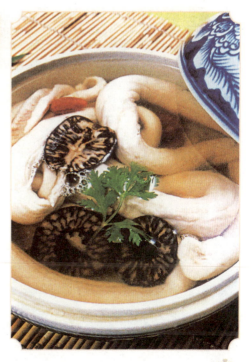

雪花鲜贝

本品具有益肾补阴，健胃除烦的功效。用于腰痛，水肿，胃炎，肿瘤等病症。

材料

贻贝 100 克，竹蛏 150 克，净生鱼肉 50 克，鲜牛奶 250 克，蛋清 6 克，麦门冬 5 克，盐适量。

做法

1. 贻贝处理干净炒熟。鲜牛奶与蛋清炒熟后下贻贝，加盐装盘。

2. 竹蛏、鱼肉和麦门冬洗净打成胶蒸熟加盐调味，码在贻贝四周即可。

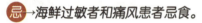 →海鲜过敏者和痛风患者忌食。

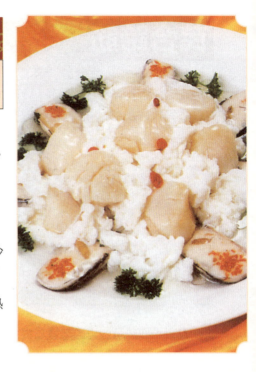

晶莹蛤仁

本品具有清肺软坚，益胃消肿的作用。适用于调理痰热咳嗽，胃痛泛酸，肝肾阴虚，瘿瘤，高脂血症等病症。

材料

青蛤 150 克，琼脂 1 克，枸杞子 2 克，红花 1 克，盐、黄酒适量。

做法

1. 青蛤去沙焯水，挖出蛤仁。

2. 琼脂加 100mL 热水中，原壳将蛤仁定住。

3. 红花加入水中加盐调好口味煮成红花汁，撒入菜品中即可。

→脾胃虚寒者及海鲜过敏者慎食。

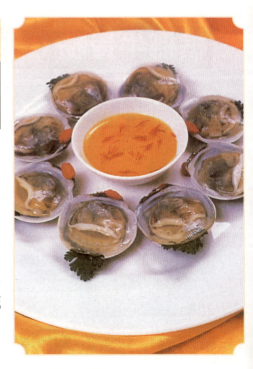

黄芪烧鳗

本品具有健脾补肺，益肾除湿的功效。适用于调理气血虚弱，疳积，阳痿，腰痛，风湿等病症。

材料

鳗鱼 500 克，黄芪 3 克，花叶生菜 50 克，生抽、老抽、盐适量。

做法

1. 鳗鱼宰杀清洗后切成寸段，加盐、生抽腌入味备用。

2. 黄芪放入清水中加盐、老抽调好口味，下入鳗鱼煮熟收汁即可。

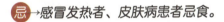 →感冒发热者、皮肤病患者忌食。

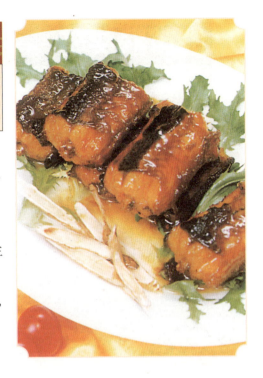

发菜太极燕

本品具有补脾益胃，润燥化痰的作用。适用于调理久病虚损，体虚遗精，咳嗽，高血压，久痢久疟等病症。

材料

水发燕窝 5 克，水发发菜 4 克，咸蛋黄一个，盐适量。

做法

1. 燕窝、发菜分别清洗后蒸熟；咸鸭蛋黄蒸透切成两半。

2. 鸭蛋黄放入发菜、燕窝中使其成太极状，原汤加盐入味浇入即可。

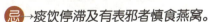 →痰饮停滞及有表邪者慎食燕窝。

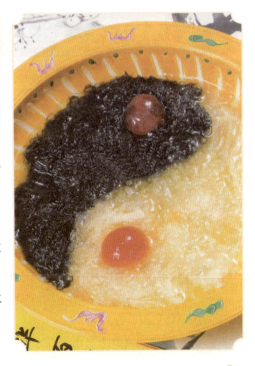

鲜芦猴头菇

本品具有益胃健脾，泻下利湿的功能。适用于调理热结便秘，水肿，胃炎，肿瘤，糖尿病等病症。

材料

干猴头菇2克，鲜芦荟50克，薏苡仁2克，老抽、盐、生抽适量。

做法

1. 干猴头菇水发、氽透后与薏苡仁同蒸熟，加生抽、老抽、盐调味。

2. 鲜芦荟洗净、切片后焯水，清炒后加盐调味码在四周。

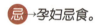忌→孕妇忌食。

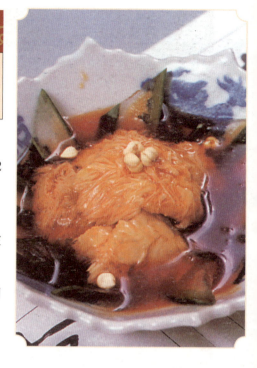

金汤双菇

本品具有健脾补虚，补肾止咳的功效。用于消化不良，咳嗽气喘，贫血，水肿，癌症，高脂血症等病症。

材料

香菇1只，口蘑10粒，枸杞子2克，盐、鸡精适量。

做法

1. 香菇用水发透，口蘑去蒂后洗净，双菇上笼蒸40分钟。

2. 锅中加水放入枸杞子、盐、鸡精调味浇在双菇上即可。

忌→脾胃寒湿气滞者忌食。

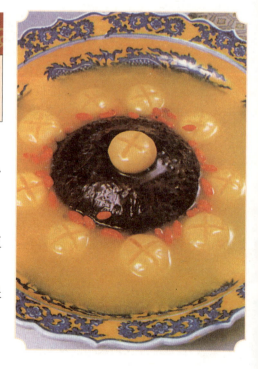

奇香竹荪

本品具有补血止咳，益胃清热的功效。用于肺虚热咳，血虚，肠炎，痢疾，高血压，高脂血症，肿瘤等病症。

材料

竹荪25克，草菇心20克，发菜2克，香椿、枸杞子各3克，盐、鸡精适量。

做法

1. 竹荪水发后镶入枸杞蒸透加盐、鸡精。

2. 草菇心、发菜焯水后蒸熟加盐、鸡精。

3. 香椿剁碎后焯水即可。

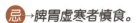 → **脾胃虚寒者、腹泻者不宜多食。**

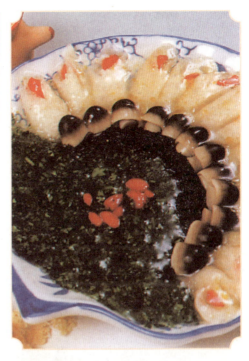

金玉笋

本品具有清热利水，补肾益胃的功效。适用于调理热病口渴，肺痈，小便不利，高脂血症，动脉粥样硬化等病症。

材料

鲜芦笋200克，发菜3克，枸杞子4克，盐、鸡精、水淀粉适量。

做法

1. 鲜芦笋洗净焯水，发菜、枸杞子发透后清洗干净。

2. 发菜加盐、鸡精蒸入味，浓汁加枸杞子，勾芡倒入即可。

忌 → **脾胃虚寒者慎食。**

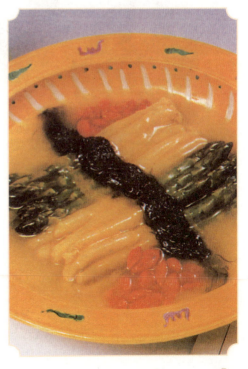

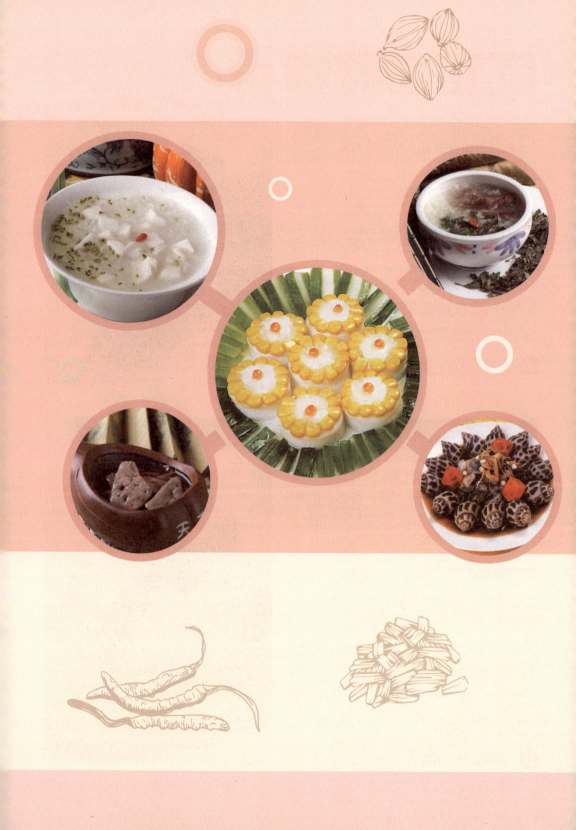

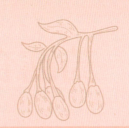
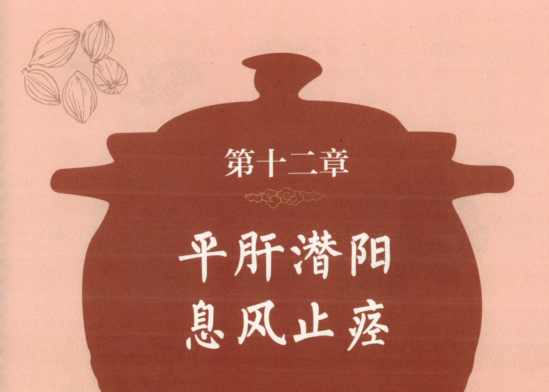

第十二章

平肝潜阳
息风止痉

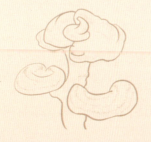
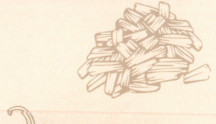

药膳食材 top 榜

羊肝

　　羊肝味甘、苦，性凉。具有养血，补肝，明目的功效。适用于血虚萎黄，肝虚目暗，青盲障翳，贫血，干眼症，夜盲症等病症。

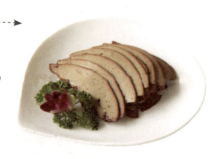

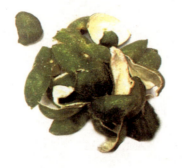

青皮

　　青皮味苦、辛，性温。具有疏肝破气，消积化滞的功效。适用于肝郁气滞，癥瘕积聚，久疟癖块，气滞腹痛，乳腺增生，疝气疼痛，痛经等病症。

石决明

　　石决明味咸，性寒。具有平肝潜阳，清肝明目的功效。适用于肝阳上亢，头晕目眩，抽搐，视物昏花，高血压，中风等病症。

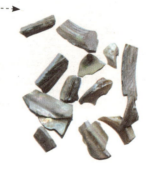

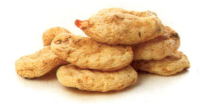

天麻

　　天麻味甘，性平。具有息风止痉，平抑肝阳的功效。适用于抽搐，眩晕头痛，肢体麻木，手足不遂，风湿痹痛，高血压等病症。

扇贝

扇贝味咸，性寒。具有滋阴健脾，清肝明目的功效。适用于头晕，咽干口渴，虚劳咳血，脾胃虚弱，肿瘤，高脂血症等病症。

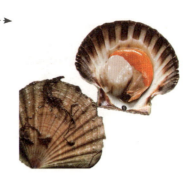

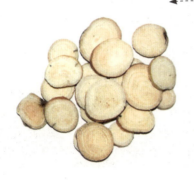

白芍

白芍味苦、酸，性微寒。具有养血敛阴，平肝止痛的功效。适用于月经不调，胸胁疼痛，头痛眩晕，高血压，肝炎等病症。

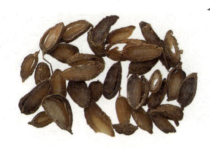

郁金

郁金味辛、苦，性寒。具有活血止痛，行气利胆的功效。适用于气滞血瘀，神昏痰闭，黄疸，胆结石，乙型肝炎，肿瘤等病症。

佛手

佛手味辛、苦、酸，性温。具有疏肝解郁，理气燥湿的功效。适用于肝郁气滞，肝胃不和，消化不良，肝炎，高血压等病症。

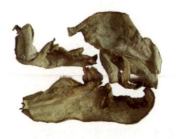

桑叶羊肝粥

此粥具有补肝养血，疏风明目的功效。适用于调理血虚萎黄，羸瘦乏力，贫血，干眼症，夜盲症等病症。

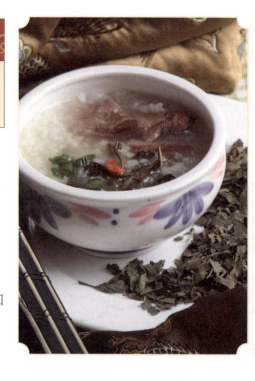

材料

桑叶 20 克，羊肝 100 克，大米 100 克，葱、姜末各 5 克。

做法

1. 桑叶洗净加水煮 30 分钟，去渣取汁；羊肝洗净切片，加入盐、淀粉拌匀。

2. 桑叶汁、大米熬粥，羊肝、葱、姜加入熬好的粥中煮熟即可。

忌→高脂血症患者应少食羊肝等动物内脏。

佛手郁金粥

此粥具有疏肝解郁，活血和中的功效。适用于调理肝郁气滞，肝胃不和，脘腹痞满，气滞血瘀，高血压等病症。

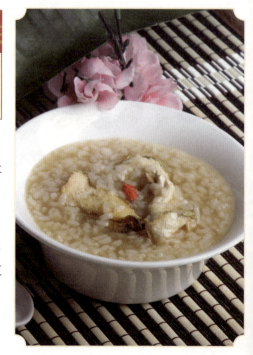

材料

佛手 20 克，郁金 6 克，青皮 8 克，大米 250 克。

做法

1. 大米洗净，三味药洗净煎取浓汁备用。

2. 将大米、水、药汁放入锅中煮至米粒软烂即可。

忌→脾胃寒湿气滞者忌食。

槐米山药粥

此粥具有清肝泻火，补脾凉血的功效。适用于脾虚食少，肝热目赤，便血，崩漏，眩晕，高血压等病症。

材料

槐米15克，大米100克，淮山药50克。

做法

1. 淮山药洗净去皮切成小块，槐米放入锅内煮20分钟，留药汁备用。

2. 大米洗净后加药汁同煮至五成熟时加入山药块，煮至黏稠即可。

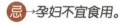 → 孕妇不宜食用。

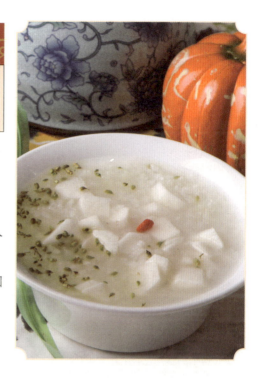

胖大海猪肝汤

本品具有补肝明目，清肺养血的功效。适用于调理血虚萎黄，肺热咽痛，夜盲目赤，贫血等病症。

材料

胖大海8克，猪肝300克，葱段、姜片、花椒、大料、盐、鸡精、胡椒粉适量。

做法

1. 胖大海洗净，猪肝洗净焯水切片。

2. 将胖大海、猪肝和所有调料放入炖锅中煮熟即可。

忌 → 高血压和冠心病患者要少食猪肝。

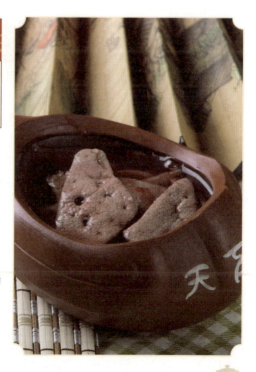

天麻炖鱼头

本品具有平肝息风，健脾散寒的功效。适用于肝风内动，脾虚食少，抽搐眩晕，风湿，咳嗽，高血压等病症。

材料

天麻30克，大鱼头1只，淮山药片20克，小枣10枚，葱段、姜片、盐适量。

做法

1. 天麻清洗后处理干净切成薄片；鱼头清洗后处理干净，煎成两面金黄。
2. 锅中加鱼头、葱、姜、淮山药、小枣、天麻、清水，炖至鱼头酥烂，加盐调味。

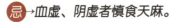

忌→血虚、阴虚者慎食天麻。

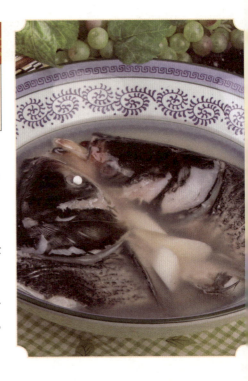

石决明鲜虾粥

本品具有补肾健脾，平肝潜阳的功效。适用于调理脾胃虚弱，阳痿，肝阳上亢，头晕目眩，高血压等病症。

材料

石决明20克，大米150克，鲜虾肉75克，生姜丝8克，盐适量。

做法

1. 大米洗净；石决明研细粉，煎煮5分钟。
2. 大米投入石决明中，熬至黏稠，放入生姜丝、虾肉再煮8分钟，调盐即可。

忌→湿热泻痢、痈肿热痛者慎食虾。

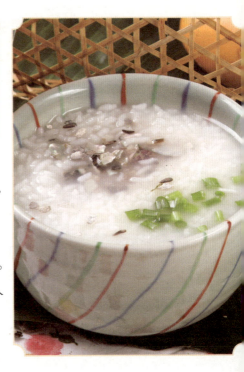

麦冬麻鸭

本品具有健脾润肺，滋肝明目的功效。适用于调理脾虚食少，子宫脱垂，阴虚水肿，视物昏花，咳喘等病症。

材料

去骨熟麻鸭 150 克，胡萝卜 50 克，麦冬 2 克，盐、生抽、黄酒适量。

做法

1. 熟麻鸭切条与麦冬、盐、生抽、黄酒同蒸 25 分钟。

2. 胡萝卜刻成球，清炒加盐调味摆盘即可。

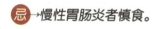 忌→慢性胃肠炎者慎食。

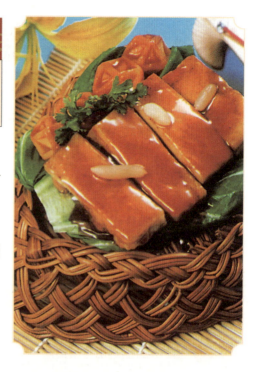

合欢牛方

本品具有解郁安神，补气养血的功效。适用于调理肾病水肿，烦躁失眠，跌打损伤，高血压，失眠等病症。

材料

熟牛头方 120 克，合欢皮、红花各 1 克，羊奶 150 克，盐、黄酒、老抽、糖适量。

做法

1. 熟牛头方焯水去异味后抹老抽上色备用。

2. 羊奶、牛头方、红花、合欢皮、黄酒蒸 30 分钟加盐调味即可。

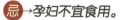 忌→孕妇不宜食用。

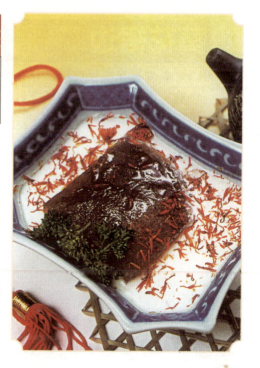

彩蝶恋花

　　本品具有补肾强筋，清肝明目的功效。适用于调理虚劳咳嗽，阳痿，风寒湿痹，面神经炎，糖尿病等病症。

材料

黄鳝500克，芦荟片6克，胡萝卜片4克，芙蓉花瓣2克，生抽、盐、糖适量。

做法

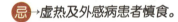

1.黄鳝洗净后去骨，切片与芦荟、胡萝卜同炒加生抽、盐、糖调味。
2.芙蓉花瓣用淡盐水浸泡后撒入菜中即可。

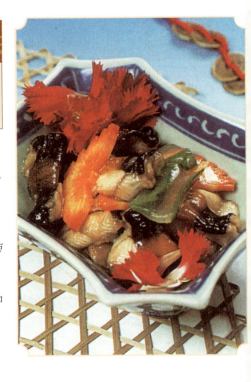

忌→**虚热及外感病患者慎食。**

葵花裙边

　　本品具有疏肝理气，补肾健脾的功效。适用于调理肝肾阴虚，脘腹痞胀，咳嗽痰多，癌症，高血压等病症。

材料

水发裙边450克，金橘100克，竹荪、枸杞子各2克，干菊花1克，水发香菇40克，盐、糖、黄酒适量。

做法

1.竹荪、枸杞子、干菊花、香菇煮熟。
2.裙边切条，与香菇、盐、糖、黄酒蒸20分钟，码入上述食材即可。

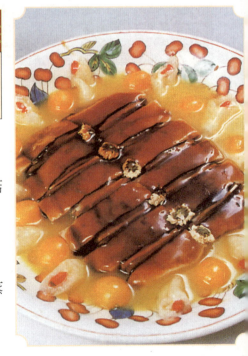

忌→**脾胃虚弱者及肠炎患者忌食。**

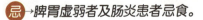

双欢蛎皇

本品具有平肝潜阳，收敛软坚的功效。适用于调理肝阳上亢，头目眩晕，痰核瘿瘤，遗精尿频，失眠等病症。

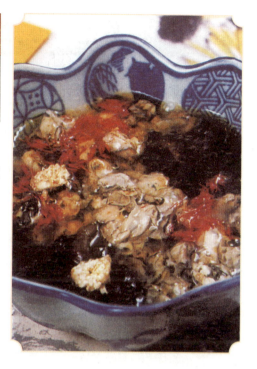

材料

鲜牡蛎 50 克，藏红花 1 克，水发木耳 3 克，干菊花 0.5 克，盐、胡椒粉适量。

做法

1.鲜牡蛎洗净后焯水取出牡蛎肉。

2.锅中加水、藏红花、菊花、木耳、盐、胡椒粉后下入牡蛎，煮熟即可。

忌→*脾胃虚寒者及海鲜过敏者忌食。*

玫瑰龙王

本品具有补肾壮阳，疏肝解郁的功效。适用于调理肝胃气痛，阳痿，筋骨疼痛，神经衰弱，月经不调等病症。

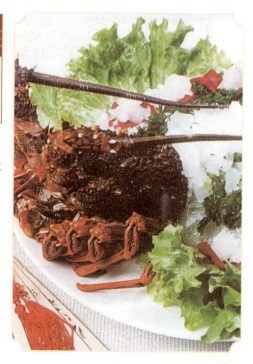

材料

龙虾 1000 克，玫瑰花 2 朵，海鲜汁、芥末适量。

做法

1.活龙虾去头出肉后，切片浸入冰水中；玫瑰花瓣用淡盐水浸过备用。

2.盘内垫冰，依次放入玫瑰花瓣和龙虾肉，海鲜汁加入芥末后蘸食即可。

忌→*痛风患者不宜食用。*

天麻皇帝蟹

本品具有养肝通络，补肾益精的功效。适用于调理劳损，高血压，结核，高脂血症，风湿性关节炎等病症。

材料

皇帝蟹1只，花叶生菜250克，海鲜汁、葱姜油适量。

做法

1. 皇帝蟹留壳解开，剁块码回原形，蒸9分钟取出，将加热的葱姜油浇在其上。

2. 花叶生菜洗净，垫在皇帝蟹的下面，浇入海鲜汁即可。

忌→蟹类可活血化瘀，孕妇不宜食用。

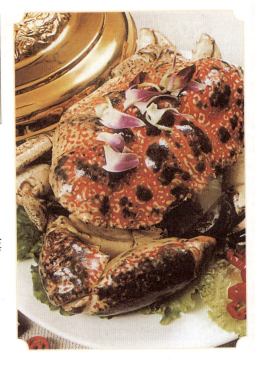

荷叶甲鱼

本品具有养肝清热，补肾壮阳的功效。适用于调理盗汗，阴虚阳亢，腰酸腿疼，久泻，高脂血症，贫血等病症。

材料

甲鱼1只，鲜荷叶2张，枸杞子2克，盐、黄酒适量。

做法

1. 甲鱼宰杀后处理干净，剁成方块，加盐、黄酒、枸杞子腌入味。

2. 荷叶切成方块后包好甲鱼，上笼蒸45分钟即可。

忌→脾胃消化差者及孕妇不宜食用。

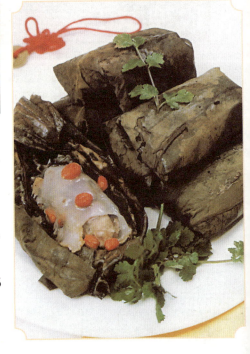

玲珑花螺

本品具有养阴凉血，滋肝健脾的功效。适用于调理鼻出血，咯血，脾虚食少，高脂血症，癌症等病症。

材料

花螺900克，胡萝卜25克，黄花菜3克，生地、川贝母各2克，生抽适量。

做法

1. 黄花菜、生地、川贝母煮成浓汁备用，花螺洗净出肉，胡萝卜刻成球后清炒。
2. 花螺放入上述浓汁中卤透，放入胡萝卜、生抽即可。

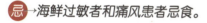 海鲜过敏者和痛风患者忌食。

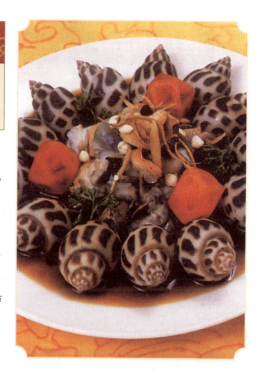

天麻蝴蝶兰

本品具有温中益气，平肝填髓的功效。适用于肝风内动，病后体虚，食少纳呆，腹泻下痢，水肿等病症。

材料

净鸡肉100克，黄蛋皮4张，天麻3克，马蹄、海米各5克，生抽适量。

做法

1. 天麻加水上笼蒸20分钟后过滤。
2. 鸡肉、马蹄、海米剁碎，加天麻水、生抽拌成馅。
3. 蛋皮将馅包成蝴蝶兰形，蒸熟扒汁。

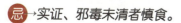 实证、邪毒未清者慎食。

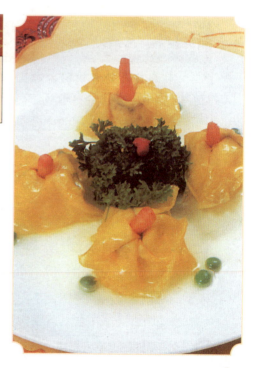

淮山扇斗

本品具有补肾养胃，明目清肝的功效。用于调理头晕目眩，咽干口渴，虚劳咳血，脾胃虚弱，贫血，高脂血症等病症。

材料

鲜扇贝粒与鲜桑叶各100克，鲜鱿鱼粒75克，山药粒20克，马蹄粒5克，面包屑、盐、胡椒粉、黄酒、椒盐适量。

做法

1. 扇贝加鱿鱼、山药、马蹄和各种调料拌匀蘸上面包屑煎熟。
2. 桑叶洗净、焯水摆盘后与椒盐同上。

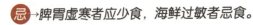 忌→脾胃虚寒者应少食，海鲜过敏者忌食。

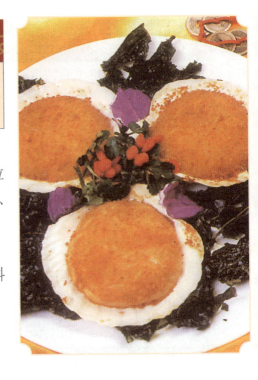

蒲公蟹

本品具有补骨填髓，滋肝清热的功效。适用于调理瘀血损伤，痈肿疔毒，黄疸，结核病，风湿性关节炎等病症。

材料

应时母闸蟹600克，香菜25克，蒲公英5克，葱姜油15克。

做法

1. 闸蟹刷净剁成4块，上笼蒸8分钟。
2. 蒲公英洗净，加水熬汁后调好口味浇入蟹的四周。
3. 葱姜油加热后浇在其上后撒香菜即可。

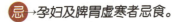 忌→孕妇及脾胃虚寒者忌食。

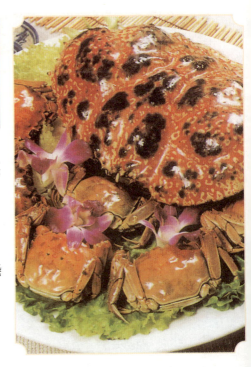

白芍蟹斗

本品具有平肝添髓，清热养血的功效。适用于调理月经不调，腰腿酸痛，眩晕，关节炎，肝炎，黄疸等病症。

材料

母闸蟹 6 只，白芍 10 克，枸杞子、青豆各 2 克，鲜牛奶 200 克，鸡蛋清 3 个，盐适量。

做法

1. 螃蟹洗净蒸熟出肉，白芍、枸杞子分别水发备用，青豆清净。
2. 所有食材放在一起炒制后，装回壳中。

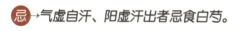 忌→气虚自汗、阳虚汗出者忌食白芍。

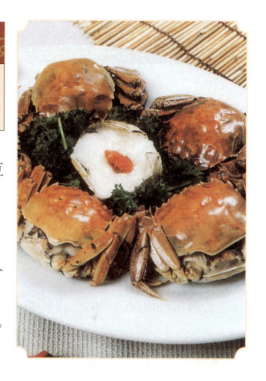

松核蒲棒

本品具有补肾壮阳，通乳养肝的功效。适用于调理肾虚阳痿，产妇乳少，体虚，动脉粥样硬化，高血压等病症。

材料

鲜虾泥 250 克，松仁、核桃仁各 25 克，竹签、盐、黄酒、盐适量。

做法

1. 松子仁、核桃仁擀碎后待用。
2. 鲜虾泥加盐调味，搓成圆杜形后插入竹签。
3. 蘸桃仁、松仁粉后煎熟即可。

忌→湿热泻痢、痈肿热痛者慎食。

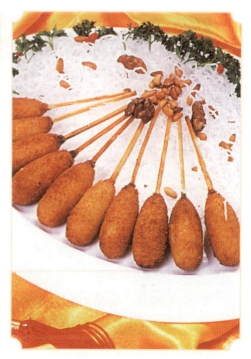

明珠甲鱼

本品具有补肾利尿的功效。适用于调理虚劳水肿，贫血，高血压等病症。

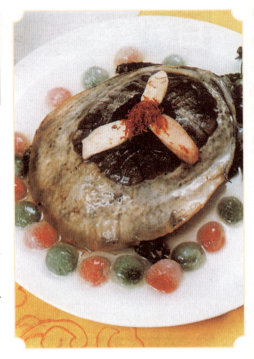

材料

甲鱼1只，冬瓜100克，枸杞子泥、鲜桑叶泥各25克，淮山药6克，红花1克，盐、黄酒适量。

做法

1. 甲鱼处理干净后与淮山药、黄酒、红花一起蒸60分钟。

2. 冬瓜挖成球，分别酿入枸杞子、桑叶后蒸5分钟加盐调味。

忌→肝炎、胃炎患者忌食。

雏凤鼋鱼

本品具有滋阴补肾，健脾养血的功效。适用于调理虚劳羸瘦，久痢，高脂血症，高血压，胃溃疡等病症。

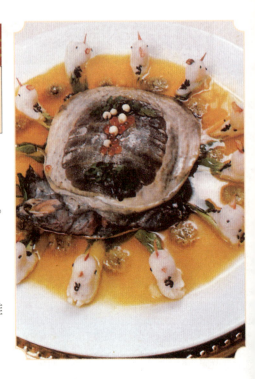

材料

鼋鱼1只，油菜心6根，墨鱼泥75克，黑芝麻25克，薏苡仁3克，盐、黄酒适量。

做法

1. 鼋鱼经清洗后处理干净，加盐、黄酒、薏苡仁蒸熟。

2. 油菜洗净，与墨鱼泥、黑芝麻制成雏凤，蒸熟后加盐调味即可。

忌→脾胃寒湿气滞者忌食。

松枝盐烤鲈鱼

本品具有健脾益肺，养肝滋肾的功效。适用于调理脾虚泻痢，水肿，筋骨萎弱，肺燥干咳，阴道炎，宫颈炎等病症。

材料

活鲈鱼1尾，川贝母6克，松枝250克，松子25克，盐、黄酒、油适量。

做法

1. 鲈鱼宰杀后处理干净，用黄酒腌制；松枝洗净焯水垫底。

2. 盐、川贝母、油、松子拌匀抹在鱼身上，烤箱180℃，烤15分钟。

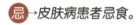忌→皮肤病患者忌食。

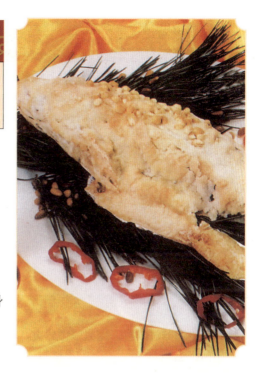

水晶目鱼

本品具有补气清肝，祛风利尿的功效。适用于调理腰背酸痛，暑热烦闷，水肿胀满，高血压，高脂血症等病症。

材料

鲽鱼块250克，冬瓜片200克，草菇心25克，枸杞子2克，豆苗1克，盐、黄酒、葱姜水、白胡椒粉适量。

做法

1. 鲽鱼块加调料腌浸。草菇焯水切两半。

2. 冬瓜片焯水包在镶好枸杞子、豆苗的比目鱼上蒸熟即可。

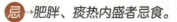忌→肥胖、痰热内盛者忌食。

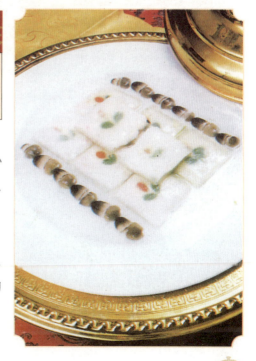

双籽鱼唇

本品具有滋补肝肾，润肺补虚的功效。适用于调理肺肾阴虚，久病体虚，腰膝酸软，高脂血症等病症。

材料

水发鱼唇450克，枸杞子8克，黑豆4克，西蓝花50克，生抽、老抽、糖、黄酒适量。

做法

1. 鱼唇加入黄酒、黑豆、枸杞子同蒸40分钟，加生抽、老抽、糖调味。

2. 西蓝花切成小块，洗净后焯水清炒。

忌→海鲜过敏者、痛风患者忌食。

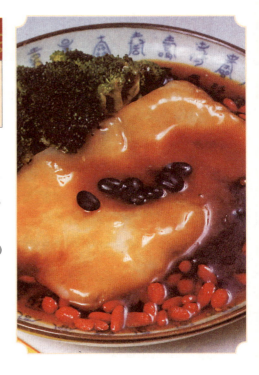

神仙鱼肚

本品具有滋肾平肝，补脾通淋的功效。适用于调理肾虚滑精，产后风痉，热病口渴，高血压，风湿等病症。

材料

油发广肚150克，黄精0.1克，海马1只，草菇心3粒，鲜芦笋3根，老抽、蚝油、糖适量。

做法

1. 芦笋洗净清炒垫入盘中，鱼肚处理好。

2. 鱼肚与黄精、海马、草菇同蒸至软烂，加老抽、蚝油、糖调味即可。

忌→食欲缺乏者、痰湿盛者不宜食用。

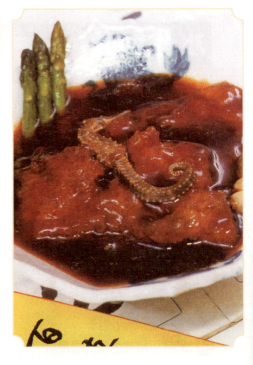

乌龙吐珠

本品具有补肾益肝，养血润燥的功效。适用于调理精血亏损，阳痿梦遗，小便频数，贫血，月经不调等病症。

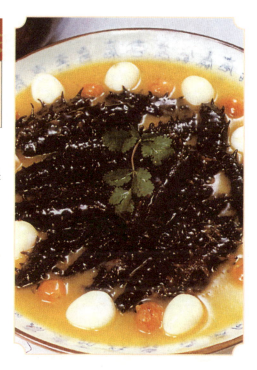

材料

水发刺参750克，鸽子蛋10枚，无花果10粒，生抽、糖、盐、葱油适量。

做法

1.海参与无花果同用葱油烧后，加盐、糖、生抽调味。

2.鸽子蛋用水煮熟，剥皮后码在四周。

→**脾虚不运、外邪未尽者忌食。**

雪耳羊肚菌

本品具有化痰和胃，滋肝补肾的功效。适用于调理消化不良，肝肾阴虚，病后体虚，痰多咳嗽，癌症等病症。

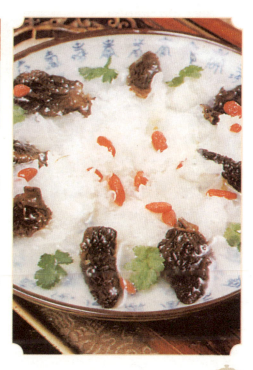

材料

水发羊肚菌8个，水发银耳20克，枸杞子1克，香菜2克，盐、鸡精适量。

做法

1.水发羊肚菌炖至软烂，加调料调味。

2.银耳上笼蒸40分钟；枸杞子水发，香菜洗净切段后点缀。

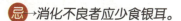→**消化不良者应少食银耳。**

金钱满贯

本品具有补气壮阳，滋阴化痰的功效。适用于调理腰背酸痛，心烦失眠，热病痉厥，高血压，高脂血症等病症。

材料

鲽鱼泥 500 克，黄蛋皮 3 张，紫菜 3 张，蟹柳 50 克，淮山药粒 25 克，盐、黄酒适量。

做法

1. 鲽鱼泥和淮山药粒拌匀加盐、黄酒调味。

2. 蛋皮、鱼泥、紫菜、蟹柳依次卷起蒸 10 分钟后切片即可。

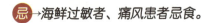→海鲜过敏者、痛风患者忌食。

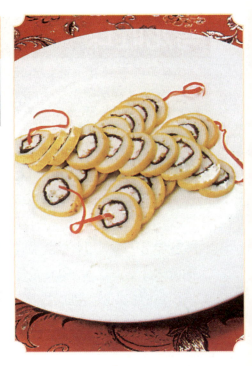

八宝宫廷皇鸡

本品具有温中益气，补精填髓的功效。适用于调理病后体虚，精血亏损，头晕食少，高血压，贫血等病症。

材料

宫廷皇鸡 1 只，鱼肚粒、海参粒、鲍鱼粒、鲜虾粒各 20 克，青豆、枸杞子、香菇粒、鲜笋粒各 5 克，黄酒、盐适量。

做法

1. 鸡处理干净后加盐、黄酒腌入味。

2. 八种辅料焯水后加盐、黄酒，填入鸡腹中，蒸熟即可。

忌→凡实证、邪毒未清者慎食。

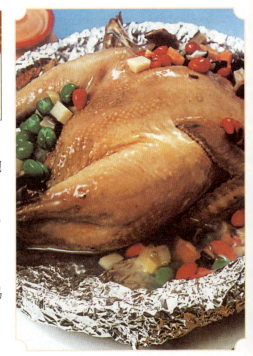

鲜橘柴把肚

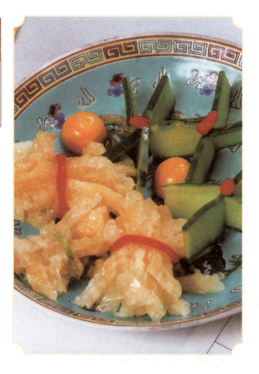

本品具有补肾益精，解毒散瘀的功效。适用于调理肝肾阴虚，产后风痉，痞块，阳痿遗精，肿瘤等病症。

材料

水发鱼肚 40 克，仙人掌片 25 克，金橘 10 克，枸杞子 2 克，盐、麻油、鸡精、芥末油适量。

做法

1. 鱼肚洗净、切丝加入芥末、盐，捆成柴把蒸熟后淋入麻油。

2. 金橘、仙人掌加调料、枸杞子拌匀。

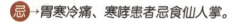

忌→胃寒冷痛、寒哮患者忌食仙人掌。

芙蓉龙虾

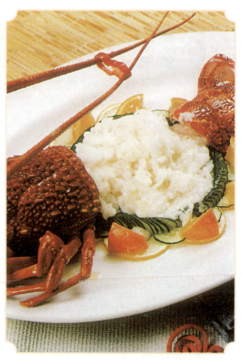

本品具有补肾壮阳，益胃安神的功效。适用于阳痿，筋骨疼痛，手足抽搐，气血不足，神经衰弱等病症。

材料

龙虾 1000 克，鲜奶 250 克，蛋清 6 个，香橙块 150 克，枸杞 3 克，盐、黄酒、糖、水淀粉适量。

做法

1. 处理好的龙虾片加调料和水淀粉后与发好的枸杞子一同滑炒。

2. 奶与蛋炒成"芙蓉底"，香橙块围边。

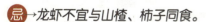

忌→龙虾不宜与山楂、柿子同食。

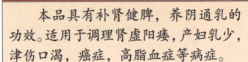

柠檬锤虾

本品具有补肾健脾，养阴通乳的功效。适用于调理肾虚阳痿，产妇乳少，津伤口渴，癌症，高脂血症等病症。

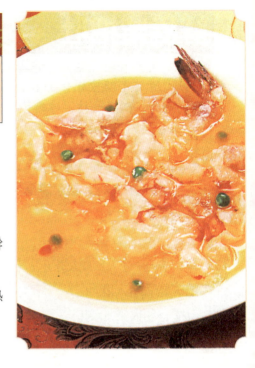

材料

大虾 2 只，青豆、生地黄各 2 克，生粉、柠檬汁、盐、料酒适量。

做法

1. 大虾清洗后背开，放入生粉中，用擀面杖擀成大薄片。

2. 锅中放水，盐，料酒，虾，煮至虾熟后调入柠檬汁即可。

忌→湿热泻痢、痈肿热痛者慎食。

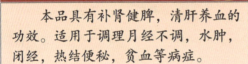

玉米墨鱼

本品具有补肾健脾，清肝养血的功效。适用于调理月经不调，水肿，闭经，热结便秘，贫血等病症。

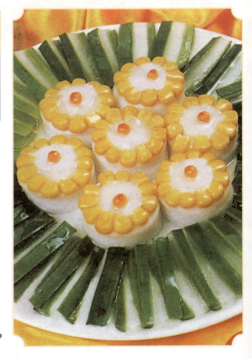

材料

墨鱼泥 500 克，芦荟 450 克，鲜玉米粒 25 克，马鲛鱼子 2 克，盐、鸡精适量。

做法

1. 墨鱼泥与马鲛鱼子、盐、鸡精搅拌均匀，与玉米粒制成象形玉米蒸熟。

2. 芦荟洗净、切片后清炒，围在四周。

忌→高脂血症、动脉粥样硬化者不宜食用鱼子。

棋盘鳕鱼

本品具有补益肝肾，活血止痛的功效。适用于调理眩晕眼花，腰酸腿软，跌打损伤，高脂血症，高血压等病症。

材料

银鳕鱼片 500 克，黑、白芝麻仁各 25 克，黄瓜片 100 克，黄酒、盐、胡椒粉、椒盐适量。

做法

1. 银鳕鱼片加盐、黄酒、胡椒粉腌入味后，蘸全蛋液和黑、白芝麻煎熟。
2. 将黑、白鳕鱼码成棋盘形，用黄瓜装饰。

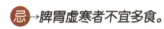忌→**脾胃虚寒者不宜多食。**

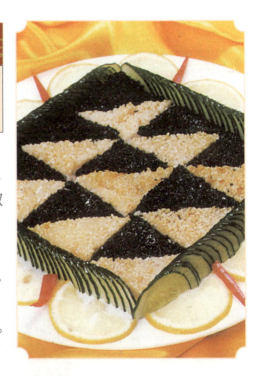

龙子海豚

本品具有补脾肺肾，通乳润肠的功效。适用于调理肾虚阳痿，产妇乳少，脾虚，肠燥便秘，高血压等病症。

材料

基围虾 50 克，澄面 75 克，核桃仁、琼脂各 50 克，菠菜汁、盐、白糖适量。

做法

1. 琼脂加水、菠菜汁融化后定入盘中。
2. 核桃炒熟后与糖制成琉璃核桃。
3. 基围虾处理好后加盐调味，包入澄面中制成海豚状，蒸熟。

忌→**湿热泻痢、痈肿热痛者慎食。**

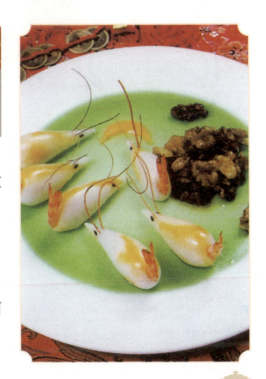

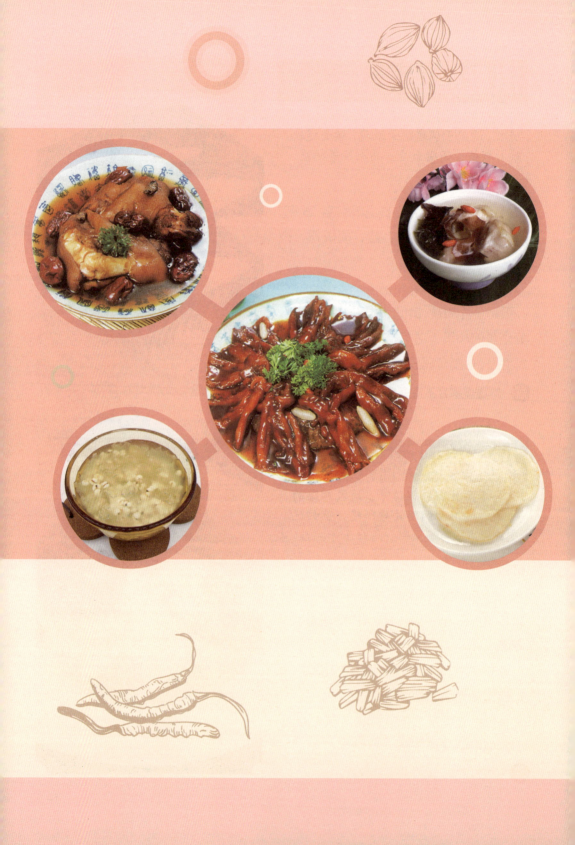

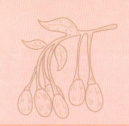

第十三章

润肤养颜
滋补美容

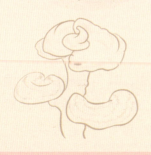

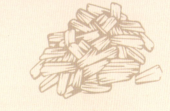

药膳食材 top 榜

芦荟

　　芦荟味苦，性寒。具有除皱，保湿，杀菌消炎的功效。可用于调理痤疮，皮肤干燥、衰老有细纹等病症。

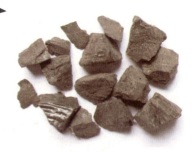

猪手

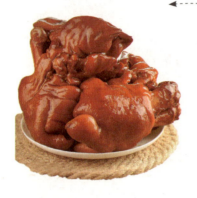

　　猪手味甘、咸，性平。具有补气润肤，防衰老的功效。可用于调理皮肤衰老有皱纹等病症。

鹅掌

　　鹅掌味甘，性平。具有益气养阴，防衰老的功效。可用于调理皮肤衰老有皱纹等病症。

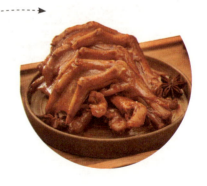

银耳

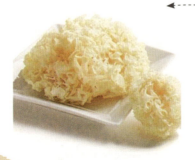

　　银耳味甘，性平。具有滋养肌肤，使肌肤滑润洁白的功效。可用于调理肤色暗黄，皮肤干燥有皱纹，黄褐斑，雀斑等病症。

山药

　　山药味甘，性平。具有润肤，除皱，淡斑和提亮肤色的功效。适用于调理皮肤暗淡，色斑，皮肤干燥有细纹等病症。

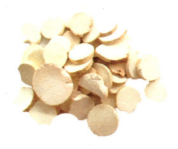

羊奶

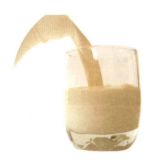

　　羊奶味甘、性温。具有美白养颜，除皱的功效。适用于调理肤色暗沉，皮肤衰老有皱纹等病症。

燕窝

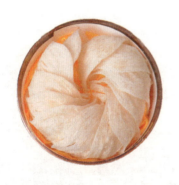

　　燕窝味甘，性平。具有美白皮肤，淡化瘢痕，抗衰老的功效。适用于调理肌肤暗沉无光，皮肤衰老有皱纹，皮肤有瘢痕等病症。

大枣

　　大枣味甘，性温。具有滋肤抗衰老，祛除色斑的功效。适用于调理肌肤暗沉无光，皮肤衰老，色斑等病症。

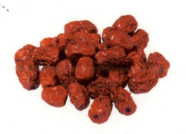

茯苓饼

本品具有抗衰老，润肤保湿，生发的功效。适用于调理皮肤干燥、衰老有细纹，脱发等病症。

材料

茯苓细粉、米粉各 500 克，白糖、植物油各适量。

做法

1. 茯苓细粉、米粉、白糖等量，把它们混合并加适量水，调成糊。
2. 用微火在平锅里摊烙成极薄的煎饼。

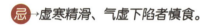 忌→虚寒精滑、气虚下陷者慎食。

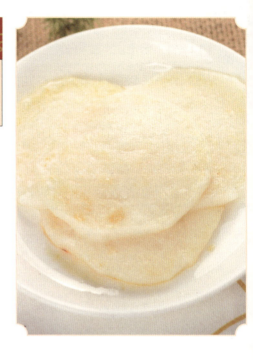

芦荟鹌鹑

本品具有除皱，保湿，淡斑，杀菌消炎的功效。适用于调理痤疮，皮肤干燥有细纹，色斑等病症。

材料

鹌鹑 1 只，鲜山药 250 克，芦荟 30 克，冬笋 3 克，枸杞子 1 克，黄酒、盐、胡椒粉、生抽适量。

做法

1. 鹌鹑去骨切成粒，上浆后加调料滑炒。
2. 山药蒸搓成茸，蒸成金盏，装鹌鹑粒。
3. 芦荟片清炒后放在一侧即可。

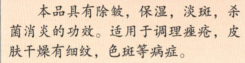 忌→有实邪、积滞者不宜食用山药。

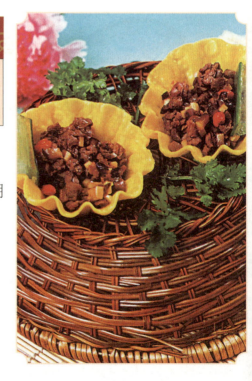

昆布黄豆炖猪手

本品具有补气润肤，防衰老，防止黑色素形成的功效。适用于调理皮肤衰老有细纹，肤色暗沉没有光泽等症状。

材料

昆布 20 克，黄豆 15 克，猪手 2 个，枸杞子 1 克，葱段、姜片、料酒、盐、胡椒粉适量。

做法

1. 昆布、黄豆泡透，昆布切条；猪手处理干净后煮熟并切块。

2. 砂锅中放入所有食材炖 30 分钟。

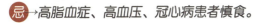 忌 → 高脂血症、高血压、冠心病患者慎食。

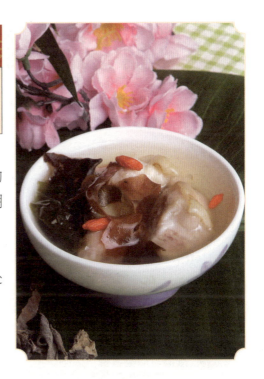

鲜奶炖燕窝

本品具有美白养颜，除皱，淡化瘢痕，祛斑的功效。适用于调理肤色暗沉，皮肤衰老，瘢痕，色斑等病症。

材料

燕窝 3 克，鸡肉丁 50 克，牛奶 100 毫升，冰糖 30 克。

做法

1. 燕窝处理干净后撕成细条。

2. 将所有材料同放入炖盅内，炖煮 40 分钟，加牛奶煮沸即可。

忌 → 湿痰停滞及有表邪者慎食燕窝。

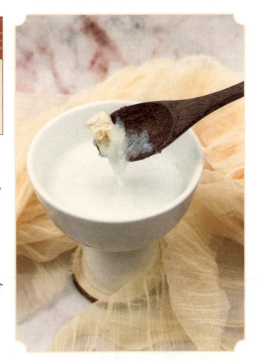

巴戟猪手

本品具有补气润肤，防衰老，祛斑的功效。可用于调理皮肤衰老有细纹，肌肤暗沉无光，色斑等病症。

材料

猪手550克，巴戟天2克，大枣250克，老抽、生抽、盐、黄酒、白砂糖适量。

做法

1. 净猪手焯水后用老抽上色，大枣洗净焯水、去核。

2. 猪手、大枣、巴戟天同放入锅中，加入剩余调料，炖至猪手脱骨即可。

忌→湿盛、痰凝者慎食大枣。

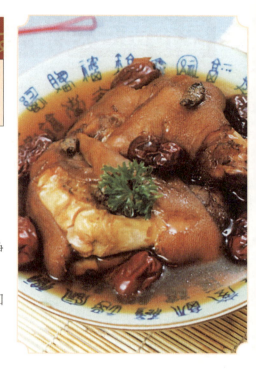

馨香猪手

本品具有美白润肤，防衰老，祛斑的功效。可用于调理皮肤衰老有细纹，色斑，肤色暗淡等病症。

材料

猪手350克，黄精3克，康乃馨1朵，黄酒、糖、老抽、盐适量。

做法

1. 猪手清洗后处理干净。康乃馨花瓣用淡盐水泡好备用。

2. 所有食材一同煲制2小时后撒上康乃馨花瓣即可。

忌→中寒泄泻、痰湿痞满者忌食黄精。

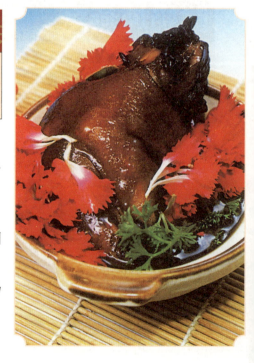

香荷猪手

本品具有补气润肤，防衰老，祛斑美白的功效。可用于皮肤衰老有细纹，色斑，肤色暗沉无光泽等病症。

材料

猪手 350 克，鲜荷叶 2 张，莲子 6 克，干百合 4 克，枸杞子 3 克，盐、黄酒适量。

做法

1. 猪手处理干净后剁成块，莲子、百合、枸杞子分别水发。

2. 上述食材加盐、黄酒入味后，包入鲜荷叶中蒸 40 分钟。

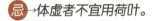

忌 → 体虚者不宜用荷叶。

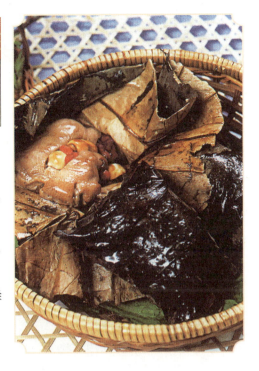

香菇鹅掌

本品具有美容养颜，除皱，美白的功效。适用于调理皮肤衰老有皱纹，肤色暗淡无光等病症。

材料

鹅掌 750 克，香菇 1 个，天门冬、枸杞子各 2 克，花雕酒、盐、糖适量。

做法

1. 鹅掌清洗后处理干净，香菇水发备用。

2. 所有食材入锅，煨烧至汁浓即可。

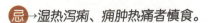

忌 → 湿热泻痢、痈肿热痛者慎食。

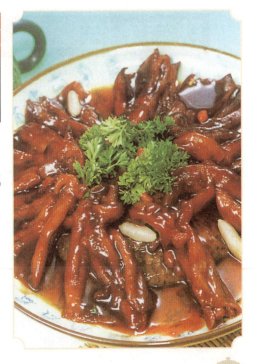

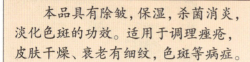

掌上明珠

本品具有除皱，保湿，杀菌消炎，淡化色斑的功效。适用于调理痤疮，皮肤干燥、衰老有细纹，色斑等病症。

材料

鲜鹅掌、熟鹌鹑蛋各 2 个，墨鱼泥 25 克，芦荟片 50 克，水发枸杞子 2 克，盐、老抽、黄酒适量。

做法

1. 鹅掌加盐、老抽、黄酒后煮熟，墨鱼泥镶入鹌鹑蛋后蒸熟。
2. 芦荟与枸杞清炒垫底。

忌→孕妇和海鲜过敏者忌食。

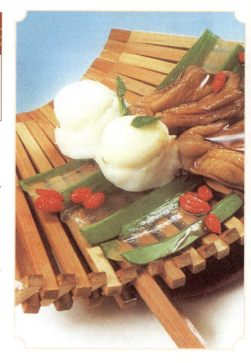

秋菊争艳

本品具有润肤美白，延缓衰老，乌发的功效。适用于调理肤色暗淡，皮肤衰老有皱纹，白发等症状。

材料

鸡肉泥 200 克，天门冬粒、大海米各 3 克，蛋皮 2 张，咸蛋黄 1 个，马蹄粒、枸杞子、青豆各 2 克，盐、黄酒适量。

做法

1. 所有食材在一起搅拌后包在蛋皮里。
2. 用剪刀将蛋皮制成菊花瓣，用枸杞、青豆点缀花心后蒸 5 分钟即可。

忌→凡实证、邪毒未清者慎食。

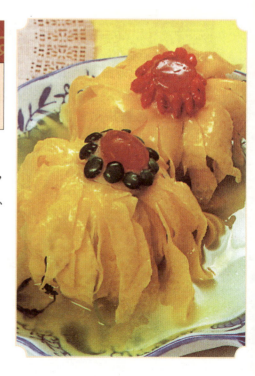

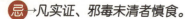

薏苡仁银耳羹

本品具有治疣平痘，美白淡斑，润肤除皱的功效。可以改善肤色暗沉，皮肤衰老有皱纹，色斑，痤疮等病症。

材料

薏苡仁 150 克，水发银耳片 20 克，白砂糖、糖桂花、湿淀粉各适量。

做法

1. 薏苡仁淘洗干净。

2. 锅中加入适量清水、银耳、薏苡仁、白糖烧熟，湿淀粉勾芡，加糖桂花推匀即成。

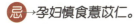 忌→孕妇慎食薏苡仁。

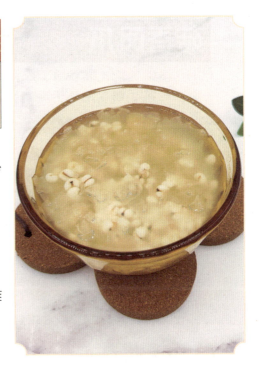

霸王银凤

本品具有润肤养颜，延缓衰老的功效。适用于调理皮肤干燥有皱纹，面色苍白等症状。

材料

甲鱼 750 克，乌鸡 500 克，草菇 20 克，鲜竹叶 10 克，盐、黄酒适量。

做法

1. 甲鱼、乌鸡分别处理好后焯水，草菇洗净去蒂，竹叶洗净。

2. 竹叶垫底后加入主、辅料和调料蒸 2 小时即可。

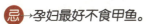 忌→孕妇最好不食甲鱼。

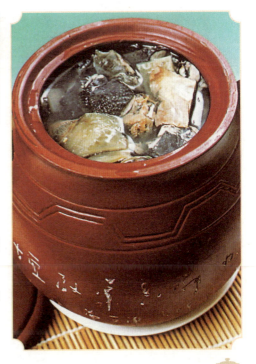

菇香凤爪

本品具有美容祛斑，除皱的功效。适用于调理皮肤干燥有皱纹，色斑，面色苍白等症状。

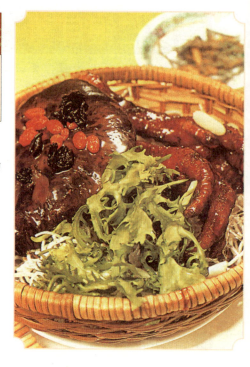

材料

凤爪 200 克，香菇 1 个，黄精 3 克，枸杞子 2 克，天门冬 1 克，花雕酒、老抽、糖适量。

做法

1. 凤爪清洗后焯水，香菇水发后去蒂、清洗干净。

2. 所有食材同烧至凤爪脱骨即可。

→感冒发热者不宜食用。

神仙牛方

本品具有美容养颜，除皱，美白祛斑的功效。适用于调理肤色暗黄，色斑，皮肤干燥有皱纹等症状。

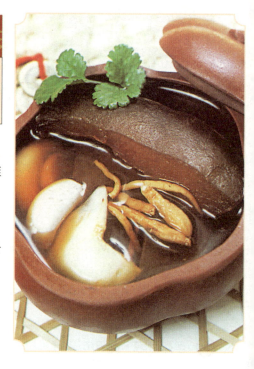

材料

熟牛头方 30 克，太子参 2 克，口蘑、淮山药各 4 克，盐适量。

做法

1. 口蘑清洗后处理干净，淮山药洗净去皮切块。

2. 所有食材上锅蒸 65 分钟即可。

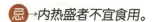→内热盛者不宜食用。

熟地鳝捆

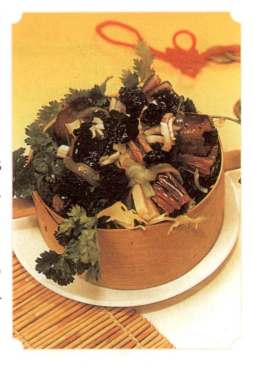

本品具有抗衰、美白，乌发的功效。适用于调理肤色暗淡无光，皮肤衰老有皱纹，白发等症状。

材料

黄鳝条 450 克，火腿丝 10 克，香菇条 25 克，熟地 3 克，贡菜 15 克，生抽、糖、盐、胡椒粉适量。

做法

1.鳝鱼与火腿、冬菇、熟地用贡菜绑成捆。

2.锅中起油入鳝捆，滑好后加入调料入味烧透即可。

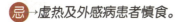

忌→虚热及外感病患者慎食。

酒烤黄鳝

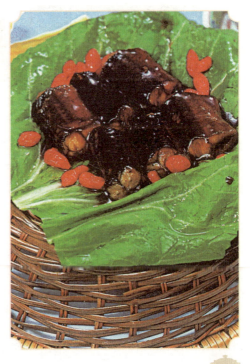

本品具有补血养颜，除皱的功效。适用于调理皮肤衰老有皱纹，面色暗淡无光等症状。

材料

黄鳝450克，花雕酒、蜂蜜、生抽、胡椒粉、盐适量。

做法

1.鳝鱼洗净、切成段后加入花雕酒、生抽、胡椒粉、盐腌入味。

2.挂蜂蜜放入160℃烤箱烤20分钟即可。

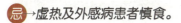

忌→虚热及外感病患者慎食。

黄金赛广肚

本品具有润肤养颜，除皱的功效。适用于调理皮肤干燥衰老有皱纹，肤色暗淡等症状。

材料

干猪皮 50 克，沙参 3 克，枸杞子 1 克，盐适量。

做法

1. 干猪皮油发后处理干净，放入冰水浸 3 小时去异味。

2. 锅中加清水、猪皮、沙参、枸杞子煮熟后，加盐调味即可。

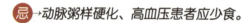→动脉粥样硬化、高血压患者应少食。

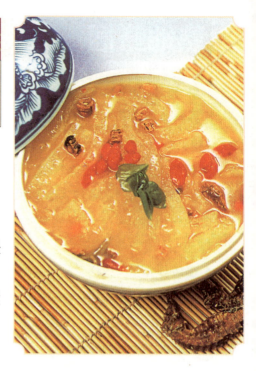

合欢赛鱼肚

本品具有润肤养颜，除皱，美白祛斑的功效。适用于调理皮肤干燥有皱纹，肤色暗淡，色斑等症状。

材料

油发猪皮 175 克，合欢 2 克，藏红花 1 克，草菇心 25 克，百合 15 克，枸杞子 1 克，盐、黄酒、油适量。

做法

1. 猪皮焯水去异味；草菇心与百合清洗干净。

2. 所有食材一同放到砂锅里煮熟即可。

忌→风寒咳嗽及中寒便溏者忌食百合。

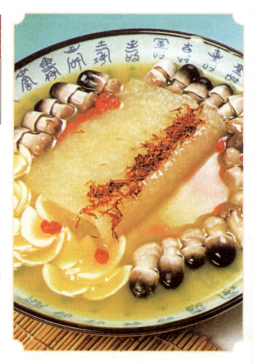

杞黄皮肚

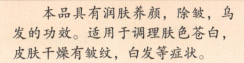

本品具有润肤养颜，除皱，乌发的功效。适用于调理肤色苍白，皮肤干燥有皱纹，白发等症状。

材料

水发猪皮 100 克，鲜蟹黄 25 克，熟地 1.5克，枸杞子 2 克，红花 1 克，盐、黄酒适量。

做法

1. 猪皮焯水，处理干净加盐和黄酒蒸熟。

2. 蟹黄与枸杞子、熟地、红花一同上笼蒸 3 分钟，倒入菜肴中即可。

忌→*海鲜过敏者不宜食用蟹黄。*

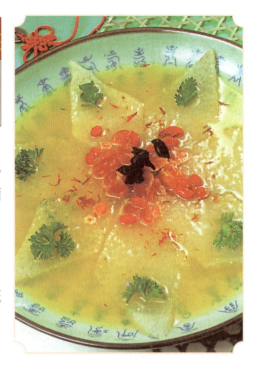

贵妃哈士蟆

本品具有淡化色斑，除皱，护发的功效。适用于调理色斑，肤色暗淡，皮肤衰老有皱纹，白发等症状。

材料

雪蛤 4 克，莲子 5 克，枸杞子 2 克，冰糖、盐适量。

做法

1. 雪蛤水发后去杂质及异味，莲子泡透后去心备用。

2. 锅中加入莲子、雪蛤、枸杞子、冰糖、盐、水煮熟即可。

忌→*外感初起及食少便溏者慎食。*

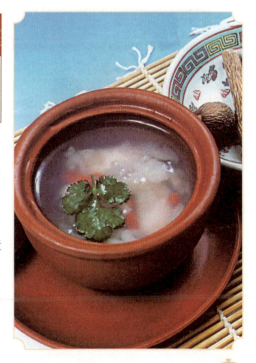

桑葚羊乳糕

本品具有美白润肺，除皱，乌发的功效。可以改善肤色暗沉，皮肤衰老有皱纹，皮肤干燥，白发等症状。

材料

鲜羊奶 350 克，琼脂 20 克，桑葚 5 克，冰糖 10 克，盐 1.5 克。

做法

1. 羊奶加桑葚等蒸透。

2. 琼脂蒸化去杂质加入羊奶中。

3. 调和滋味，放入模具定型即可。

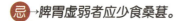 忌→**脾胃虚弱者应少食桑葚。**

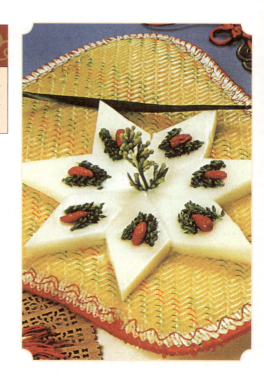

丽花争艳

本品具有润肤美白，除皱，护发的功效。适用于调理肤色暗淡没有光泽，皮肤干燥有皱纹，脱发等病症。

材料

白萝卜 450 克，胡萝卜 200 克，糖、醋、盐适量。

做法

1. 白萝卜洗净切成片，胡萝卜洗净切丝，加糖、醋、盐浸入味。

2. 用白萝卜卷胡萝卜丝，切象眼块码成大丽花形即可。

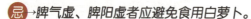 忌→**脾气虚、脾阳虚者应避免食用白萝卜。**

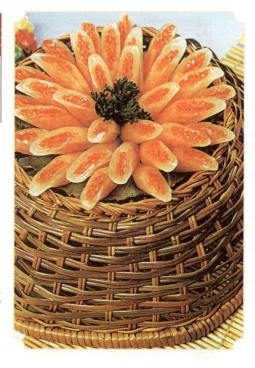